MANUAL PARA LA RESOLUCIÓN DE EXÁMENES TIPO TEST EN ANATOMÍA MUSCULOESQUELÉTICA

Pilar Alberola Zorrilla

Amparo Gimeno Monrós

Rosa Zaragozá Colom

Alfonso A. Valverde Navarro

Daniel Sánchez Zuriaga

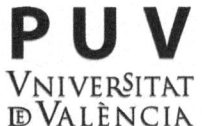

PUV

VNIVERSITAT ID VALÈNCIA

Colección: Educació. Laboratori de Materials, 99

Este texto ha sido publicado en el marco de los programas desarrollados dentro de la «Convocatoria del Ministerio de Educación y Ciencia para la financiación de la adaptación de las instituciones universitarias al Espacio Europeo de Educación Superior» (septiembre de 2006)

Publicacions de la Universitat de València
https://puv.uv.es
publicacions@uv.es

Diseño de la cubierta: Celso Hernández de la Figuera

ISBN: 978-84-1118-457-1
Depósito legal: V-3857-2024

Impreso en España

La elaboración de esta guía de exámenes ha sido subvencionada por el Servei de Formació Permanent i Innovació Educativa de la Universitat de València, bajo el proyecto de innovación educativa con código UV-SFPIE_PIEC-3327037.

La forma de integrar los conocimientos durante el estudio cambia considerablemente en función del tipo de examen al que nos presentemos. En los exámenes de desarrollo se requiere la memoria del recuerdo: debemos evocar todo lo que hemos estudiado y volcarlo en el examen, con coherencia narrativa y buena gramática. En los exámenes tipo test estas habilidades son menos útiles. Nos presentan un enunciado con diferentes opciones, entre las cuales está la opción correcta. En estos casos, se practica la **memoria del reconocimiento**. Debemos poder identificar la opción correcta mediante conceptos clave que hemos integrado y comprendido.

Las diferentes opciones incorrectas de cada una de las preguntas intentan generar interferencia: siendo similares a la opción correcta, buscan confundirnos. Una manera de practicar este tipo de exámenes es someternos a exámenes similares, razonando por qué las otras opciones son incorrectas. Esta es la metodología utilizada en las academias de preparación de oposiciones y MIR, y es la que se propone en las siguientes páginas.

A continuación, se encontrará el examen de referencia que será después corregido y razonado pregunta por pregunta. Corresponde a la segunda convocatoria oficial del curso 2019-2020 de la asignatura de Anatomía General de la Facultad de Medicina y Odontología de la Universitat de València, realizado en línea debido a la situación de pandemia provocada por la COVID-19.

MODELO DE EXAMEN

1. ¿Cuál de los siguientes planos anatómicos divide el cuerpo en una mitad superior y otra inferior?
   a) El plano coronal
   b) El plano sagital
   c) El plano frontal
   d) El plano axial
   e) El plano vertical

2. ¿De qué tipo es la articulación alveolodentaria?
   a) Gínglimo
   b) Gónfosis
   c) Sinostosis
   d) Sincondrosis
   e) Artrodia

3. ¿Qué movimiento articular, que habitualmente acerca entre sí dos segmentos de un miembro, se produce teniendo como eje de giro el eje transversal?
   a) Flexión
   b) Extensión
   c) Aproximación
   d) Separación
   e) Rotación interna

4. ¿Cuál de los siguientes elementos de una vértebra tipo forma parte del arco vertebral o neural?
   a) El cuerpo vertebral
   b) Las apófisis transversas
   c) La apófisis articulares
   d) Las láminas
   e) La apófisis espinosa

5. El ligamento longitudinal posterior se une a:
   a) Los cuerpos vertebrales
   b) Los discos intervertebrales
   c) Las láminas
   d) Las apófisis espinosas
   e) a y b son ciertas

6. Como consecuencia de un choque frontal se produce una compresión de la medula espinal por la apófisis odontoides del axis. ¿Cuál de los siguientes ligamentos es el que más probablemente ha sufrido un esguince?
   a) Ligamento longitudinal anterior
   b) Ligamento transverso del atlas
   c) Ligamento amarillo

d) Ligamento supraespinoso

e) Ligamento nucal

7. ¿Cuál de los siguientes músculos tiene su inserción en la columna vertebral en niveles más craneales?

a) Serrato posterior superior

b) Romboides mayor

c) Romboides menor

d) Elevador de la escápula

e) Porción ascendente del músculo trapecio

8. Si se produce una lesión del nervio dorsal de la escápula, ¿qué músculo se verá afectado?

a) Músculo trapecio

b) Músculo serrato posteroinferior

c) Músculo dorsal ancho

d) Músculo erector espinal

e) Músculo romboides menor

9. El límite supero-medial del triángulo suboccipital está formado por:

a) Apófisis espinosas de primeras vértebras cervicales

b) Músculo oblicuo superior de la cabeza

c) Músculo oblicuo inferior de la cabeza

d) Músculo recto posterior mayor de la cabeza

e) El borde posterior del músculo esternocleidomastoideo

10. La línea de Miculicz o línea de carga del miembro inferior pasa por:

a) Trocánter mayor del fémur

b) Toda la longitud de la diáfisis femoral

c) Cabeza del fémur

d) Tubérculo aductor del fémur

e) Cabeza del peroné

11. Respecto al plexo sacro, es falso que:

a) Está formado por ramas anteriores de L4, L5, S1, S2, S3 y S4.

b) Se sitúa sobre el músculo psoas mayor.

c) Sus nervios llegan a la extremidad inferior por detrás de la articulación de la cadera.

d) Los nervios que lo forman salen hacia la región glútea por el orificio ciático mayor.

e) Sus ramas terminales inervan la cara posterior del muslo y casi toda la pierna y el pie.

12. ¿Cuál es la inserción proximal común de los músculos cuadrado plantar, flexor corto de los dedos y abductor del dedo gordo?

a) Sesamoideo lateral

b) Sesamoideo medial

c) Tuberosidad del calcáneo

d) Apófisis estiloides del quinto metatarsiano

e) Tubérculo del navicular

13. ¿Entre qué músculos encontramos el tendón del músculo plantar?

a) Entre los dos vientres del gastrocnemio
b) Entre gastrocnemio y sóleo
c) Entre el sóleo y la musculatura profunda del compartimento posterior de la pierna
d) Entre el flexor largo de los dedos y el flexor largo del dedo gordo
e) Entre el tibial posterior y el flexor largo de los dedos

14. La pata de ganso superficial se inserta sobre:
a) La cara medial de la parte proximal de la tibia
b) La cara medial de la parte distal de la tibia
c) La cara lateral de la parte proximal de la tibia
d) La cara lateral de la parte distal de la tibia
e) La cabeza del peroné

15. ¿Cuál de los siguientes músculos está inervado por el nervio glúteo inferior?
a) Glúteo mayor
b) Glúteo medio
c) Glúteo menor
d) Tensor de la fascia lata
e) b, c y d son ciertas

16. De los siguientes músculos, ¿cuál posee una doble inervación?
a) Sartorio
b) Glúteo mayor
c) Aductor largo
d) Aductor mayor
e) Grácil

17. ¿Qué músculo acompaña al nervio femoral en la laguna muscular?
a) Pectíneo
b) Iliopsoas
c) Sartorio
d) Tensor de la fascia lata
e) Obturador externo

18. ¿Cuál de los siguientes tendones no es retromaleolar?
a) Flexor largo de los dedos
b) Flexor largo del dedo gordo
c) Peroneo largo
d) Peroneo corto
e) Tercer peroneo

19. ¿Cuál de las siguientes arterias no es rama de la arteria poplítea?
a) Arteria superior medial de la rodilla
b) Arteria superior lateral de la rodilla
c) Arteria descendente de la rodilla
d) Arteria media de la rodilla
e) Arteria inferior lateral de la rodilla

20. La salida del conducto aductor o de Hunter viene marcada por:
    a) El inicio de la membrana vastoaductora o vastoaproximadora
    b) El borde medial del músculo aductor/aproximador largo
    c) El borde lateral del músculo grácil
    d) El ligamento inguinal
    e) El hiato aductor o aproximador

21. El ligamento lacunar o de Gimbernat es límite de:
    a) Únicamente de la laguna muscular
    b) Únicamente de la laguna vascular
    c) Separa las lagunas muscular y vascular
    d) Agujero ciático mayor
    e) Agujero ciático menor

22. Una paciente refiere perdida de la sensibilidad de la cara interna de la pierna hasta el pie. ¿Qué nervio puede encontrarse afectado con mayor probabilidad?
    a) Peroneo superficial
    b) Peroneo profundo
    c) Safeno
    d) Sural medial
    e) Sural lateral

23. ¿Cuál de los siguientes movimientos no puede ser ejecutado por la articulación radiocarpiana?
    a) Flexión
    b) Extensión
    c) Rotación axial
    d) Separación
    e) Aproximación

24. El olécranon forma parte de la articulación:
    a) Escápulo-humeral
    b) Cúbito-humeral
    c) Radio-humeral
    d) Radio-cubital proximal
    e) Radio-cubital distal

25. La articulación escapulotorácica se establece entre:
    a) El manubrio del esternón y la extremidad esternal de la clavícula
    b) El acromion de la escápula y la extremidad acromial de la clavícula
    c) El músculo subescapular y el músculo serrato anterior
    d) La cabeza del húmero y la cavidad glenoidea de la escápula
    e) La cara inferior del fórnix y las bolsas sinoviales subacromial y subdeltoidea

26. Las fibras de T1 forman parte del nervio:
    a) Axilar
    b) Musculocutáneo
    c) Mediano

d) Cubital

e) c y d son correctas

27. ¿Qué dedo de la mano tiene dos interóseos dorsales?
   a) El segundo
   b) El tercero
   c) El cuarto
   d) El quinto
   e) Ninguno de los anteriores

28. De los músculos nombrados a continuación, ¿cuál NO está inervado por el nervio cubital?
   a) Oponente del meñique
   b) Cabeza profunda del flexor corto del pulgar
   c) Primer y segundo lumbricales.
   d) Interóseos dorsales
   e) Flexor profundo de los dedos, fascículos para el 4º y 5º dedos

29. ¿Cuál de las siguientes afirmaciones es CIERTA?
   a) El nervio cubital pasa entre las cabezas del músculo flexor profundo de los dedos.
   b) El nervio cubital pasa por el túnel del tarso.
   c) El nervio mediano pasa por el canal de Guyon.
   d) El nervio mediano pasa entre las cabezas del músculo pronador cuadrado.
   e) El nervio mediano pasa entre las cabezas del músculo flexor superficial de los dedos.

30. Respecto a los músculos inervados por el nervio musculocutáneo, es FALSO que:
   a) El músculo coracobraquial es flexor del codo.
   b) El músculo coracobraquial está atravesado por el nervio musculocutáneo.
   c) El músculo braquial se inserta en la tuberosidad del cúbito.
   d) La cabeza corta del bíceps braquial se origina en la apófisis coracoides de la escápula.
   e) La inserción distal del bíceps forma la aponeurosis bicipital o lacertus fibrosus.

31. ¿Cuál de los siguientes músculos no es rotador interno del hombro?
   a) Subescapular
   b) Redondo mayor
   c) Redondo menor
   d) Latísimo del dorso
   e) Pectoral mayor

32. La epicondilitis lateral o codo de tenista es una tendinitis que afecta a la musculatura del sistema neuromuscular del nervio:
   a) Cubital
   b) Mediano
   c) Radial
   d) Musculocutáneo
   e) Axilar

33. Una lesión completa del nervio supraescapular afectará a:
   a) La separación del brazo

b) La retroversión o extensión del brazo
c) La elevación de la escápula
d) La basculación del ángulo inferior de la escápula
e) La rotación interna del brazo

34. La arteria humeral profunda o braquial profunda:
a) Es rama de la arteria axilar.
b) Pasa por el cuadrilátero humerotricipital o espacio axilar lateral.
c) Es satélite del nervio radial.
d) Se anastomosa con la arteria recurrente cubital anterior.
e) Se anastomosa con la arteria recurrente cubital posterior.

35. ¿Por cuál de los siguientes espacios topográficos discurren exclusivamente elementos vasculares?
a) Por el triángulo humerotricipital o hendidura tricipital
b) Por el cuadrilátero humerotricipital o espacio axilar lateral
c) Por el triángulo omotricipital o espacio axilar medial
d) Por el canal de Guyon
e) Por el borde medial de la fosa cubital

36. ¿Qué hueso de los siguientes sospecharemos que puede estar fracturado si tras una caída observamos tumefacción o abultamiento en la tabaquera anatómica o fosa radial?
a) El hueso semilunar
b) El hueso escafoides
c) El hueso pisiforme
d) El hueso ganchoso
e) El hueso piramidal

37. ¿Cuál de los siguientes nervios cutáneos del miembro superior se incorpora al nervio musculocutáneo?
a) El nervio cutáneo braquial medial
b) El nervio cutáneo braquial posterior
c) El nervio cutáneo braquial lateral superior
d) El nervio cutáneo antebraquial lateral
e) El nervio cutáneo antebraquial medial

38. Si efectuamos una punción pleural por la parte más anterior del espacio intercostal, ¿cuál de los siguientes músculos atravesaríamos?
a) Sólo el músculo intercostal externo
b) Sólo el músculo intercostal interno
c) Sólo el músculo intercostal íntimo
d) Sólo los músculos intercostales interno e íntimo
e) Los 3 músculos intercostales

39. ¿Sobre qué nivel se proyecta el hiato esofágico del diafragma?
a) T8
b) T9
c) T10
d) T11

e) T12

40.¿Cuál de los siguientes músculos tiene una función de flexión sagital del tronco más marcada cuando se contrae unilateralmente?
a) Oblicuo externo
b) Oblicuo interno
c) Transverso del abdomen
d) Recto del abdomen
e) a y b son ciertas

41.¿Qué límite del anillo inguinal profundo está formado por los vasos epigástricos inferiores?
a) Límite medial
b) Límite superior
c) Límite inferior
d) Límite lateral
e) Límites inferior y lateral

42.¿Cuál de las siguientes relaciones es falsa?
a) Par craneal I – lámina cribosa
b) Par craneal II – agujero óptico
c) V_2 – agujero oval
d) Par craneal X – agujero yugular
e) Par craneal VII – agujero estilomastoideo

43.La fosa craneal media se comunica con la fosa pterigopalatina a través de:
a) El agujero redondo mayor
b) La fisura orbitaria inferior
c) El agujero esfenopalatino
d) El conducto pterigoideo o vidiano
e) El conducto palatovaginal

44.¿De qué pared de la órbita forma parte la lámina papirácea del etmoides?
a) Superior
b) Inferior
c) Anterior (apertura orbitaria)
d) Lateral
e) Medial

45.La língula o espina de Spix se relaciona con el agujero:
a) Espinoso
b) Yugular
c) Magno
d) Mentoniano
e) Mandibular

46.¿Cuál de los siguientes músculos NO eleva la mandíbula?
a) Músculo masetero
b) Músculo temporal
c) Músculo pterigoideo medial

d) Músculo pterigoideo lateral

e) Todos elevan la mandíbula

47.¿Cuál de los siguientes músculos se inserta en el rafe pterigomandibular?

a) Cigomático mayor

b) Cigomático menor

c) Pterigoideo medial

d) Pterigoideo lateral

e) Buccinador

48.¿Cuál de los siguientes músculos NO está inervado por el nervio facial?

a) Vientre posterior del músculo digástrico

b) Músculo buccinador

c) Músculo milohioideo

d) Músculo estilohioideo

e) Músculo platisma

49.¿Cuál de las siguientes estructuras NO es posterior al músculo escaleno anterior?

a) Raíces del plexo braquial

b) Nervio frénico

c) Músculo trapecio

d) Músculo escaleno medio

e) Arteria subclavia

50.El punto de Erb se encuentra a nivel del borde posterior del músculo:

a) Trapecio

b) Esternocleidomastoideo

c) Omohioideo

d) Escaleno anterior

e) Escaleno medio

51.¿Cuál de los siguientes nervios sensitivos se incorpora a la segunda rama del trigémino o nervio maxilar?

a) Nervio cigomático

b) Nervio lingual

c) Nervio alveolar inferior

d) Nervio auriculotemporal

e) Nervio bucal

52.Las principales ramas nasales del nervio maxilar llegan a las fosas nasales a través de:

a) El agujero redondo

b) La fisura pterigomaxilar

c) El agujero esfenopalatino

d) El agujero etmoideo anterior

e) El agujero etmoideo posterior

53.Respecto al nervio auriculotemporal, es falso que:

a) Es rama del nervio mandibular.

b) Forma un ojal para la arteria meníngea media.

c) Participa en la inervación de la articulación temporomandibular.

d) Se introduce en el cráneo por el agujero espinoso, junto con la arteria meníngea media.

e) Todas son verdaderas.

54. ¿Cuál de las siguientes es rama de la arteria maxilar en la fosa pterigopalatina?
    a) Infraorbitaria
    b) Palatina ascendente
    c) Maseterina
    d) Temporal superficial
    e) Alveolar inferior

55. La primera rama que emite la arteria carótida externa después de separarse de la carótida común es la arteria:
    a) Lingual
    b) Facial
    c) Tiroidea superior
    d) Submentoniana
    e) Faríngea ascendente

56. El plexo venoso pterigoideo drena a través de las siguientes venas, excepto:
    a) Vena facial profunda
    b) Venas oftálmicas
    c) Venas emisarias al seno cavernoso
    d) Vena maxilar
    e) Vena temporal superficial

EXAMEN RESUELTO Y RAZONADO

1. ¿Cuál de los siguientes planos anatómicos divide el cuerpo en una mitad superior y otra inferior?
   a) El plano coronal
   b) El plano sagital
   c) El plano frontal
   d) El plano axial
   e) El plano vertical

Tenemos tres planos que dividen el cuerpo en dos mitades: **el plano frontal o coronal, el plano sagital y el plano transversal o axial**. El hecho de que haya dos respuestas que hacen referencia al mismo plano: a) plano coronal y c) plano frontal, invalida ambas respuestas, o de lo contrario se invalidaría la pregunta. Además, el plano frontal o coronal divide el cuerpo en una mitad anterior y una mitad posterior. El plano sagital divide el cuerpo en derecha e izquierda, por lo que esta respuesta también es falsa. La denominación "plano vertical" no se utiliza habitualmente para determinar los planos anatómicos; se utiliza más normalmente en física o en proyección diédrica, y se corresponde con el plano frontal o coronal. Finalmente, la respuesta verdadera es la opción **d) El plano axial**, también llamado transversal u horizontal, que divide el cuerpo en mitad superior e inferior tal y como vemos en la imagen.

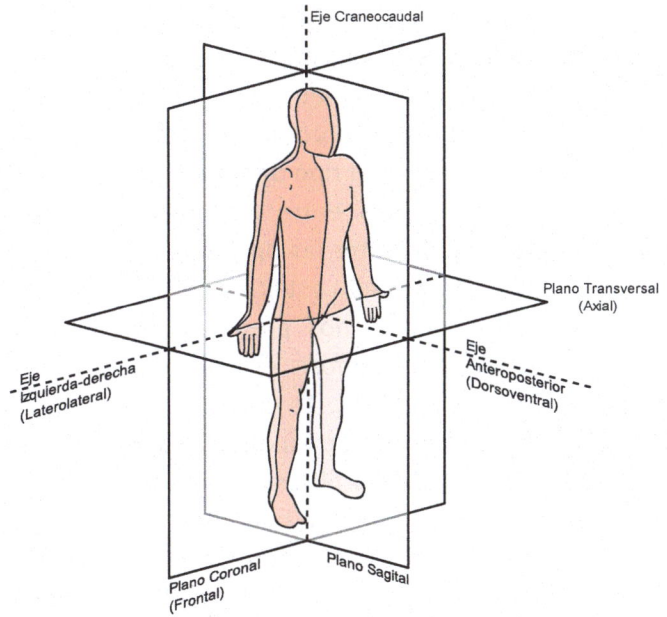

Planos anatómicos. Fuente: Wikipedia. Atribución: Edoarado - File:Anatpos.png by Rádiológ and own work., CC BY-SA 3.0, https://commons.wikimedia.org/w/index.php?curid=17275160

2. ¿De qué tipo es la articulación alveolodentaria?
   a) Gínglimo
   b) Gónfosis
   c) Sinostosis
   d) Sincondrosis
   e) Artrodia

Diferenciamos dos tipos de articulaciones según el tipo de unión entre los huesos que las componen: articulaciones sólidas y articulaciones sinoviales, móviles o diartrosis. Las articulaciones móviles están compuestas de cartílago articular, cápsula articular, membrana sinovial, ligamentos pasivos y activos y en ocasiones meniscos. Son principalmente las articulaciones del sistema musculoesquelético, y se clasifican según la superficie entre los huesos en **artrodia**, tróclea / en bisagra/ **gínglimo**, trocoide, condílea, encaje recíproco / silla de montar, y enartrosis. Entre las respuestas, podemos descartar las opciones que hacen referencia a las articulaciones sinoviales:

a) Gínglimo, que sería la que encontramos entre una superficie convexa y una cóncava que forman a modo de una bisagra con movimiento en un único eje, como en la articulación cúbito-humeral o las articulaciones interfalángicas.

e) Artrodia, articulación que encontramos entre huesos con caras planas, como las articulaciones intermetacarpianas en la mano o entre la mayoría de los huesos del tarso del pie.

Las articulaciones sólidas o no sinoviales carecen de los componentes sinoviales que hemos destacado anteriormente. Diferenciamos dos tipos: fibrosas o cartilaginosas, según el tipo de tejido que se interponga entre los huesos que unen. Entre las opciones correspondientes a este tipo de articulaciones se nos proponen las opciones b) gónfosis, c) sinostosis, d) sincondrosis. La articulación tipo gónfosis corresponde al tipo de articulación fibrosa. Es la articulación entre la raíz dentaria y la cavidad alveolar, reforzada por fibras de colágeno (fibras dento-alveolares) insertadas sobre el cemento dental, una superfi-

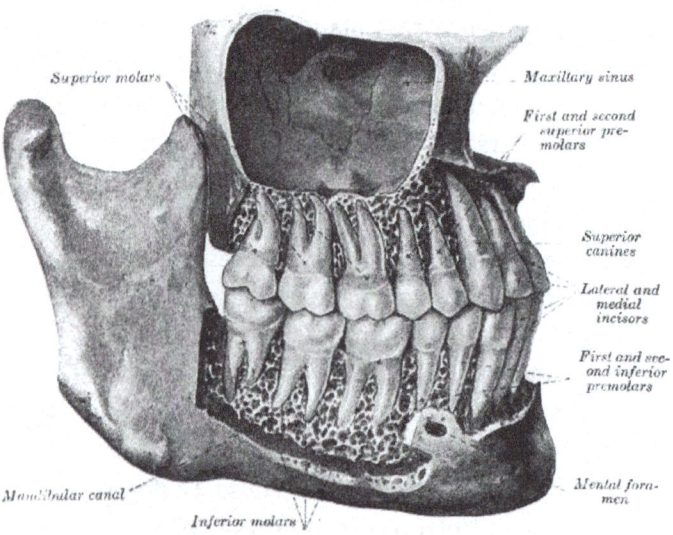

Articulaciones alveolodentarias superiores e inferiores. Fuente: Anatomy of the Human Body (Henry Gray, 1918).

cie mineralizada que recubre la raíz del diente. Esta es de hecho la opción correcta, pero justifiquemos las dos opciones restantes. La **sinostosis** corresponde a la fusión congénita o adquirida de dos huesos; no es propiamente una articulación, ya que no permite el movimiento entre los huesos que la componen. Por ejemplo, las uniones entre las vértebras que componen el sacro son sinostosis. La articulación **sincrondrosis** también pertenece al tipo de articulaciones sólidas. Se trata de una articulación cartilaginosa primaria. Son huesos unidos por cartílago hialino durante el período de crecimiento para asegurar un desarrollo óseo coordinado en los huesos largos (fisis o cartílago de crecimiento) y en los huesos de la base del cráneo (como el esfenoides). Al finalizar el periodo de crecimiento, el tejido cartilaginoso es reemplazado por tejido óseo y la unión acaba volviéndose una sinostosis.

3. ¿Qué movimiento articular, que habitualmente acerca entre sí dos segmentos de un miembro, se produce teniendo como eje de giro el eje transversal?
   a) Flexión
   b) Extensión
   c) Aproximación
   d) Separación
   e) Rotación interna

Los ejes son intersecciones de dos planos. Los diferentes tipos de movimientos articulares se producen alrededor de estos ejes. Diferenciamos principalmente tres ejes de movimiento: eje vertical, longitudinal o 'y'; eje sagital, anteroposterior o 'z' y eje transversal, frontal o 'x' (en la imagen de la pregunta 1, eje izquierda-derecha). En torno al eje longitudinal, vertical o 'y' (en la imagen, cráneo-caudal) se producen los movimientos de **rotación**; en torno al eje sagital, anteroposterior o 'z' (en la imagen, dorso-ventral) se producen los movimientos de aducción (**aproximación**) y abducción (separación) y en torno al eje transversal o frontal se producen los movimientos de **flexión** y **extensión**. Por tanto, la respuesta correcta para esta pregunta es la opción a) Flexión. En muchos casos, la flexión produce acercamiento de dos segmentos, como es el caso de la flexión del codo o la flexión de la rodilla.

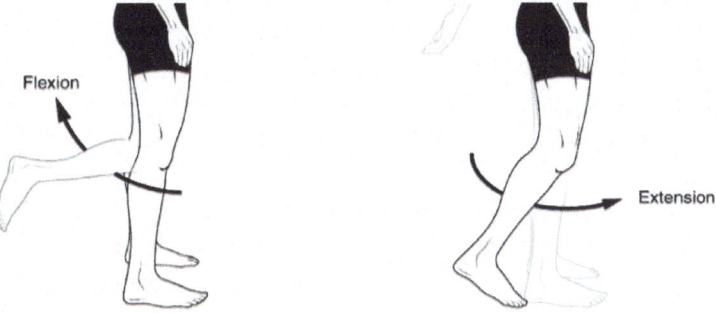

Movimientos de flexión y extensión en la rodilla. Fuente: Wikipedia. Atribución: Tonye Ogele CNX - http://cnx.org/content/m46398/latest/?collection=col11496/latest , CC BY-SA 3.0, https://commons.wikimedia.org/w/index.php?curid=63388586

4. ¿Cuál de los siguientes elementos de una vértebra tipo forma parte del arco vertebral o neural?
   a) El cuerpo vertebral
   b) Las apófisis transversas
   c) La apófisis articulares
   d) Las láminas
   e) La apófisis espinosa

En una vértebra tipo diferenciamos dos componentes principales: el **cuerpo vertebral**, que junto con el disco intervertebral actúa de columna de carga en la parte anterior y, el arco neural (elemento posterior), sobre el cual se insertan **las apófisis**. Este elemento posterior (arco neural + apófisis) tiene como funciones proteger la médula espinal y el movimiento. La apófisis más posterior, insertada en el arco neural, es la **apófisis espinosa.** Dentro del arco neural diferenciamos dos segmentos: los pedículos, que unen el cuerpo vertebral con la pars interarticularis, porción del arco neural donde se originan las apófisis articulares superior e inferior y las apófisis transversas; y las láminas, que cierran el arco posteriormente y donde se origina la apófisis espinosa.

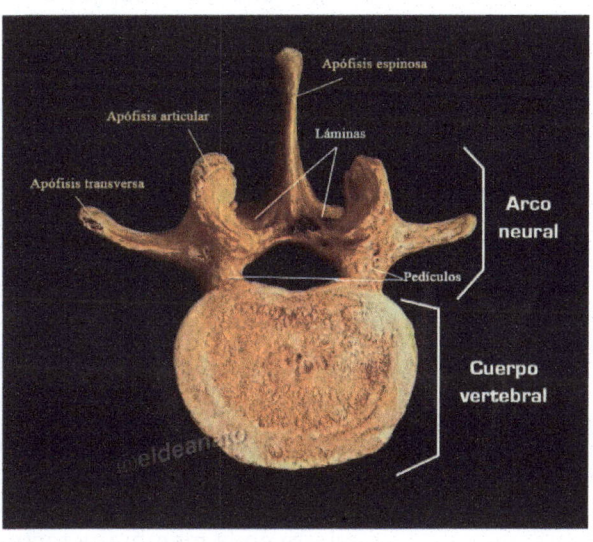

Vértebra lumbar, visión superior. Fuente: Elaboración propia por Daniel Sánchez Zuriaga, IG @eldeanato

19

5. El ligamento longitudinal posterior se une a:
   a) Los cuerpos vertebrales
   b) Los discos intervertebrales
   c) Las láminas
   d) Las apófisis espinosas
   e) a y b son ciertas

El ligamento longitudinal posterior se inserta en la parte posterior de los cuerpos vertebrales. Aunque tiene diferente composición y morfología entre las regiones cervical, torácica y lumbar, en el adulto y especialmente en la porción lumbar se expande hacia los discos intervertebrales, fusionándose con las capas superficiales del anillo fibroso. Por tanto, la respuesta correcta es la "e)": a) los cuerpos vertebrales y b) los discos intervertebrales son ciertas. Las láminas sirven de inserción al ligamento amarillo, que conecta las vértebras adyacentes desde las articulaciones cigapofisarias hasta fusionarse en el origen de la apófisis espinosa, tapizando la parte posterior del canal vertebral. En las apófisis espinosas se insertan los ligamentos interespinosos, que conectan las apófisis espinosas adyacentes desde el ligamento amarillo hasta el final de la apófisis espinosa.

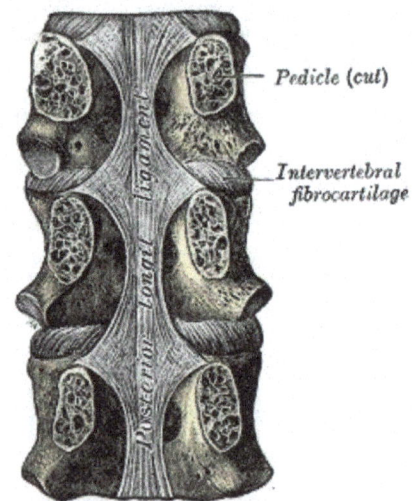

Ligamento longitudinal posterior, visión posterior (arco neural cortado). Fuente: Anatomy of the Human Body (Henry Gray, 1918).

6. Como consecuencia de un choque frontal se produce una compresión de la medula espinal por la apófisis odontoides del axis. ¿Cuál de los siguientes ligamentos es el que más probablemente ha sufrido un esguince?
   a) Ligamento longitudinal anterior
   b) Ligamento transverso del atlas
   c) Ligamento amarillo
   d) Ligamento supraespinoso
   e) Ligamento nucal

La región cráneo-cervical contiene la prolongación de los ligamentos que encontramos en el resto de las regiones de la columna, transformados en ligamentos más especializados:

El ligamento longitudinal anterior se extiende por delante de cuerpos vertebrales y discos intervertebrales, en los que se inserta, de forma continua desde el sacro hasta el occipital. A partir del cuerpo del axis se asocia a la membrana atlantoaxial anterior (desde el cuerpo y diente del axis hasta el arco anterior del atlas) y la membrana atlantooccipital anterior (desde el arco anterior del atlas hasta el hueso occipital). Todos ellos son anteriores y afectan menos directamente a la estabilidad de la apófisis odontoides.

El ligamento longitudinal posterior en el complejo articular occipito-atlanto-axial se convierte en la membrana tectoria, que salta desde el cuerpo del axis hasta el interior de la porción basilar del hueso occipital por el agujero magno. Anteriormente a la membrana tectoria encontramos un complejo ligamentoso propio de la articulación atlanto-axial media: el ligamento cruciforme. Está compuesto por fascículos longitudinales (superior, inferior) y de un **ligamento transverso del atlas**. El ligamento transverso del atlas está íntimamente relacionado con la apófisis odontoides del axis, y contribuye de manera importante al mantenimiento de su estabilidad antero-posterior.

El **ligamento amarillo**, que unía las láminas de las vértebras adyacentes, se transforma en la membrana atlantoaxial posterior entre las láminas del axis y el arco posterior del atlas. Entre el arco posterior del atlas y la base del cráneo, se conoce como membrana atlantooccipital posterior.

El **ligamento supraespinoso** se transforma a partir de C7 en el **ligamento nucal**, expandiéndose sagitalmente hasta insertarse en la protuberancia occipital externa.

Las opciones a) ligamento longitudinal anterior, c) ligamento amarillo y d) ligamento supraespinoso no se encuentran propiamente implicados en el refuerzo y la estabilidad de la articulación atlanto-axial media. De todos los ligamentos anteriormente descritos, el ligamento más probablemente lesionado, relacionado directamente con la estabilidad de la apófisis odontoides y la integridad de la médula espinal es el **ligamento transverso del atlas** (opción b), ya que la opción e) ligamento nucal es el ligamento más posterior, sin un papel tan claro en la estabilidad de la apófisis odontoides.

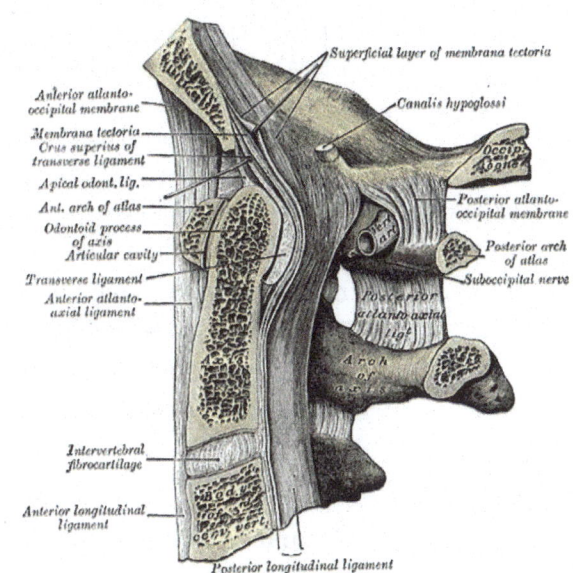

Corte sagital de la articulación occipito-atlanto-axial.
Fuente: Anatomy of the Human Body (Henry Gray, 1918).

7. ¿Cuál de los siguientes músculos tiene su inserción en la columna vertebral en niveles más craneales?
   a) Serrato posterior superior
   b) Romboides mayor
   c) Romboides menor
   d) Elevador de la escápula
   e) Porción ascendente del músculo trapecio

El músculo **serrato posterior superior** (opción a) se inserta en las apófisis espinosas de C6 a T2. Los **músculos romboides mayor y menor** (opciones b y c) tienen su inserción proximal en las apófisis espinosas desde, normalmente, la última vértebra cervical hasta las primeras vértebras torácicas. El **elevador de la escápula** (opción d) es la opción correcta, ya que se inserta en las apófisis transversas de las primeras vértebras cervicales. La opción e) **Porción ascendente del**

Musculatura de la espalda, resaltando el músculo elevador de la escápula.
Fuente: Anatomy of the Human Body (Henry Gray, 1918).

21

músculo trapecio también es falsa, ya que la porción ascendente es la que se considera más inferior: desde su inserción entre las apófisis espinosas torácicas 7ª – 12ª asciende hacia la espina de la escápula.

8. Si se produce una lesión del nervio dorsal de la escápula, ¿qué músculo se verá afectado?
   a) Músculo trapecio
   b) Músculo serrato posteroinferior
   c) Músculo dorsal ancho
   d) Músculo erector espinal
   e) Músculo romboides menor

   El nervio dorsal de la escápula es rama colateral del plexo braquial y discurre pegado al borde medial de la escápula, inervando los músculos romboides menor y mayor y el músculo elevador de la escápula. Podemos descartar el resto de respuestas: **el músculo trapecio** está inervado por el nervio espinal o accesorio (XI par craneal) con participación de fibras de los nervios espinales C2 a C4. El **músculo serrato posteroinferior** está inervado por los últimos nervios intercostales. El **músculo dorsal ancho** está inervado por el nervio toracodorsal, y el **músculo erector espinal**, al formar parte de la musculatura intrínseca de la espalda, está inervado por las ramas posteriores de los nervios espinales.

9. El límite supero-medial del triángulo suboccipital está formado por:
   a) Apófisis espinosas de primeras vértebras cervicales
   b) Músculo oblicuo superior de la cabeza
   c) Músculo oblicuo inferior de la cabeza
   d) Músculo recto posterior mayor de la cabeza
   e) El borde posterior del músculo esternocleidomastoideo

   El triángulo suboccipital o triángulo de los oblicuos es una región topográfica importante entre el occipital, el atlas y el axis, que contiene la arteria vertebral y la rama posterior del nervio C1 (o nervio suboccipital).

   La opción a) **Apófisis espinosas de primeras vértebras cervicales** queda descartada, ya que la única apófisis espinosa que se puede considerar que forma parte del triángulo de los oblicuos es la apófisis espinosa del axis. Los músculos que comprenden el triángulo suboccipital son: recto posterior mayor de la cabeza, oblicuo superior de la cabeza y oblicuo inferior de la cabeza. El **músculo oblicuo superior de la cabeza** (opción b) se inserta

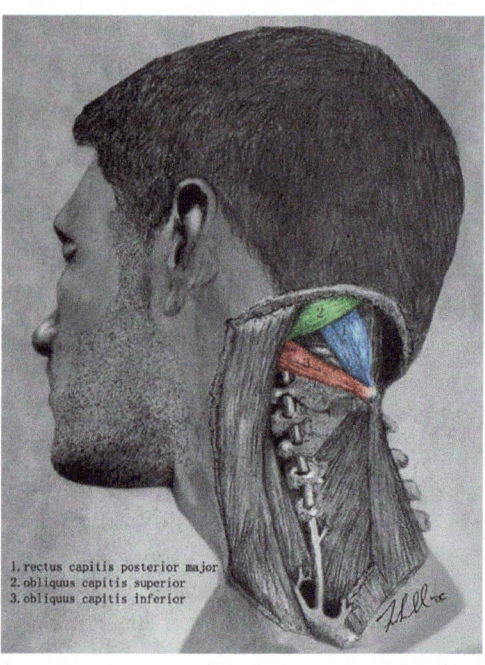

Triángulo suboccipital. Fuente: Wikipedia, Atribución: Dreviscerator Frank Scali, DC, CC BY-SA 3.0, https://commons.wikimedia.org/w/index.php?curid=27170669

en la apófisis transversa del atlas y en el occipital por encima de la línea nucal inferior, delimitando el triángulo SUPERO-LATERALMENTE. El **músculo oblicuo inferior de la cabeza** (opción c) se extiende entre la apófisis espinosa del axis y la apófisis transversa del atlas, delimitando el triángulo INFERIORMENTE. El límite SUPERO-MEDIAL es el músculo recto posterior mayor de la cabeza (opción d), que se extiende desde la apófisis espinosa del axis hasta la línea nucal inferior, bajo el músculo oblicuo superior de la cabeza. El **músculo esternocleidomastoideo** (opción e) queda muy lateral y superficial, y no forma parte del triángulo de los oblicuos.

10. La línea de Mikulicz o línea de carga del miembro inferior pasa por:
    a) Trocánter mayor del fémur
    b) Toda la longitud de la diáfisis femoral
    c) Cabeza del fémur
    d) Tubérculo aductor del fémur
    e) Cabeza del peroné

La línea de carga del miembro inferior o línea de Mikulicz es la representación del eje longitudinal mecánico a través del cual están dispuestas las articulaciones del miembro inferior (cadera, rodilla y tobillo).

Esta línea une el centro de rotación de la articulación de la cadera (localizado en la cabeza del fémur), la eminencia intercondílea de la meseta tibial y el punto medio entre ambos maléolos del tobillo (horquilla maleolar). La opción correcta, por tanto, es la opción c) Cabeza del fémur. Las opciones a) **Trocánter mayor del fémur** y b) **Toda la longitud de la diáfisis femoral**, pertenecen a otra línea de referencia, el eje anatómico del fémur, que forma un ángulo con la línea de carga del miembro inferior. La opción d) **Tubérculo aductor del fémur** está en la

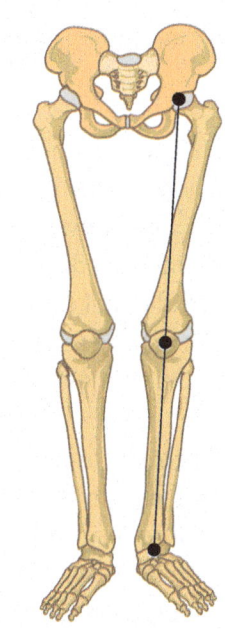

Línea de Mikulicz. Fuente: Wikipedia. Atribución: Von LadyofHats, Jecowa, Stündle - File:Human skeleton front en.svg, CC0, https://commons.wiki-media.org/w/index.php?curid=15977814

vertical, trazada desde la horquilla maleolar, que no se corresponde con el eje del fémur. La opción e) **Cabeza del peroné** no se contempla como referencia anatómica para trazar ningún eje en el miembro inferior.

11. Respecto al plexo sacro, es FALSO que:
    a) Está formado por ramas anteriores de L4, L5, S1, S2, S3 y S4.
    b) Se sitúa sobre el músculo psoas mayor.
    c) Sus nervios llegan a la extremidad inferior por detrás de la articulación de la cadera.

d) Los nervios que lo forman salen hacia la región glútea por el orificio ciático mayor.
e) Sus ramas terminales inervan la cara posterior del muslo y casi toda la pierna y el pie.

Entre todas las opciones que se nos plantean, la opción falsa es la opción **b) Se sitúa sobre el músculo psoas mayor**. Entre este músculo y el músculo cuadrado lumbar se sitúa el origen del plexo lumbar: el plexo sacro se sitúa sobre el músculo piriforme. El resto de opciones son correctas. Efectivamente se encuentra formado por las ramas ventrales o anteriores de los nervios espinales enumerados en la opción a). Las ramas del plexo sacro emergen posteriormente por el orificio o agujero ciático mayor de la pelvis, delimitado a su vez por la escotadura ciática mayor y el ligamento sacroespinoso. El músculo piriforme cruza también este foramen, separando los espacios supra e infrapiriforme. La principal rama del plexo sacro es el nervio ciático, que emerge por el espacio infrapiriforme y discurre posterior a la articulación de la cadera, dando inervación a la musculatura posterior del muslo (musculatura isquiotibial). El tronco macroscópico del nervio ciático se divide, habitualmente a la altura del hueco poplíteo, en los nervios tibial y peroneo común, que darán inervación motora a toda la pierna y el pie. La formulación de la opción e) con un "casi toda la pierna y el pie" se debe a que parte de la inervación sensitiva de la parte medial de la pierna y el pie la da el nervio safeno, rama del nervio femoral, que es rama terminal del plexo lumbar.

12. ¿Cuál es la inserción proximal común de los músculos cuadrado plantar, flexor corto de los dedos y abductor del dedo gordo?
    a) Sesamoideo lateral
    b) Sesamoideo medial
    c) Tuberosidad del calcáneo
    d) Apófisis estiloides del quinto metatarsiano
    e) Tubérculo del navicular

Por inserción proximal entendemos la inserción más cercana al eje central del cuerpo. En los sesamoideos lateral y medial se insertan DISTALMENTE los músculos movilizadores del dedo gordo: abductor y cabeza medial del flexor corto del dedo gordo (**sesamoideo medial**), aductor y cabeza lateral del flexor corto del dedo gordo (**sesamoideo lateral**), pero no se insertan ni el cuadrado plantar ni el músculo flexor corto de los dedos. La inserción PROXIMAL conjunta de los tres músculos enunciados en la pregunta se encuentra en la **tuberosidad del calcáneo (opción c).** La **apófisis estiloides del quinto metatarsiano** es la inserción DISTAL del músculo peroneo corto; mientras que el **tubérculo del navicular** es inserción DISTAL del músculo tibial posterior.

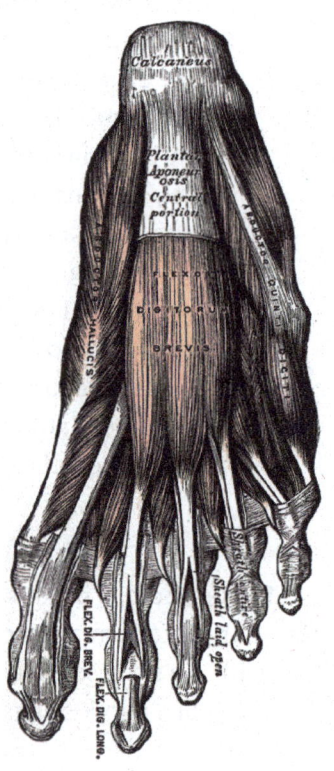

Musculatura de la planta del pie, desinsertando la fascia plantar.
Fuente: Anatomy of the Human Body (Henry Gray, 1918).

13. ¿Entre qué músculos encontramos el tendón del músculo plantar?
   a) Entre los dos vientres del gastrocnemio
   b) **Entre gastrocnemio y sóleo**
   c) Entre el sóleo y la musculatura profunda del compartimento posterior de la pierna
   d) Entre el flexor largo de los dedos y el flexor largo del dedo gordo
   e) Entre el tibial posterior y el flexor largo de los dedos

El músculo plantar es un pequeño músculo del plano superficial de la musculatura posterior de la pierna. No obstante, no lo encontramos **entre los dos vientres del gastrocnemio** (opción a), ya que aquí encontramos el nervio cutáneo sural medial (rama del nervio tibial). Lo encontramos en el siguiente plano en profundidad, **entre el gastrocnemio y el sóleo** (opción b). Las siguientes opciones son planos más profundos aún de la musculatura de la pierna.

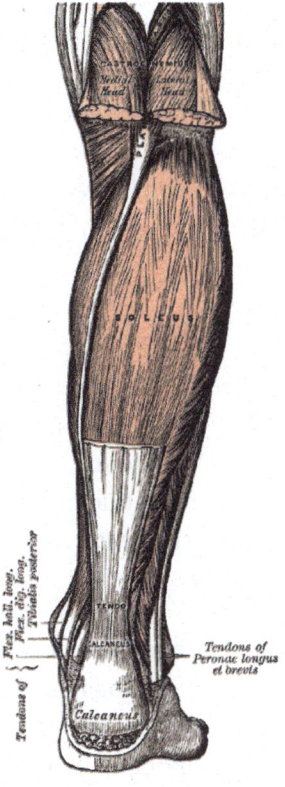

Tendón del músculo plantar, entre el gastrocnemio y el sóleo (gastrocnemio cortado).
Fuente: Anatomy of the Human Body (Henry Gray, 1918).

14. La pata de ganso superficial se inserta sobre:
   a) **La cara medial de la parte proximal de la tibia**
   b) La cara medial de la parte distal de la tibia
   c) La cara lateral de la parte proximal de la tibia
   d) La cara lateral de la parte distal de la tibia
   e) La cabeza del peroné

La pata de ganso superficial (*pes anserinus superficialis*) corresponde a la unión de los tendones de los músculos sartorio, grácil y semitendinoso, en la cara medial de la parte proximal de la diáfisis tibial, por debajo del cóndilo medial de la tibia. Por tanto, la opción correcta es la a) **La cara medial de la parte proximal de la tibia**. Podemos descartar la opción b) **La cara medial de la parte distal de la tibia**, pues esta región corresponde al maléolo medial o tibial en la articulación del tobillo. La opción c) **La cara lateral de la parte proximal de la tibia** se corresponde con el cóndilo lateral de la tibia, que se relaciona con la articulación tibioperoneal proximal, y es lugar de inserción de músculos como el peroneo largo o el extensor largo de los dedos. La opción d) **La cara lateral de la parte distal de la tibia** se corresponde de nuevo con la articulación del tobillo, en la articulación tibioperoneal distal en la horquilla maleolar. La opción e) **La cabeza del peroné** se encuentra en la cara lateral, y es inserción distal del músculo bíceps femoral.

15. ¿Cuál de los siguientes músculos está inervado por el nervio glúteo inferior?
    a) Glúteo mayor
    b) Glúteo medio
    c) Glúteo menor
    d) Tensor de la fascia lata
    e) b, c y d son ciertas

El nervio glúteo inferior es una rama del plexo sacro. Emerge de la pelvis por el foramen ciático mayor, concretamente por el espacio infrapiriforme junto con el nervio ciático. Inerva al músculo glúteo mayor: por tanto, la opción correcta es la opción a). El resto de músculos propuestos (**glúteo medio, glúteo menor y tensor de la fascia lata**) son inervados por el nervio glúteo superior, que emerge de la pelvis a través del espacio suprapiriforme.

16. De los siguientes músculos, ¿cuál posee una doble inervación?
    a) Sartorio
    b) Glúteo mayor
    c) Aductor largo
    d) Aductor mayor
    e) Grácil

La musculatura de la extremidad inferior está inervada por dos plexos: el plexo lumbar en la cara anterior del muslo, y el plexo sacro en la cara posterior del muslo y la totalidad de la pierna y el pie (por el nervio ciático). Además, la región pelvitrocantérea está inervada por ramas colaterales del plexo sacro, entre las que se encuentran los nervios glúteo superior y glúteo inferior. Este último inerva al músculo **glúteo mayor** (opción b). En la cara anterior del muslo, encontramos el nervio femoral y el nervio obturador. El nervio femoral da inervación al **sartorio** (opción a), además del pectíneo, los cuatro vientres del cuádriceps y psoas ilíaco (panorama anterior del muslo). El nervio obturador da inervación a la musculatura anteromedial del muslo: músculos pectíneo (que puede presentar doble inervación, pero no está entre las opciones de respuesta), **aductor largo** (opción c), aductor corto, **aductor mayor** (opción d), obturador externo y **grácil** (opción e). No obstante, el músculo aductor mayor posee una doble inervación debido a lo amplio de su superficie. La parte más craneal del músculo, conocida como porciones pubofemoral e isquiofemoral o porción "torcida" del aductor mayor está inervada por el nervio obturador, mientras que la porción isquiocondílea o porción "recta" está inervada por el nervio ciático a partir de las ramas de su división tibial.

17. ¿Qué músculo acompaña al nervio femoral en la laguna muscular?
    a) Pectíneo
    b) Iliopsoas
    c) Sartorio
    d) Tensor de la fascia lata
    e) Obturador externo

Las lagunas crurales son espacios topográficos localizados en la encrucijada entre la pelvis y el muslo, delimitados anteriormente por el ligamento inguinal y posteriormente por el borde anterior del hueso coxal. Se diferencian dos lagunas crurales: la laguna muscular es más supero-lateral, mientras que la laguna vascular se encuentra infero-medial, ambas lagunas separadas por el arco iliopectíneo. La estructura que acompaña al nervio femoral a través de la laguna muscular es el **músculo iliopsoas,** que se origina en la columna lumbar y la fosa ilíaca, y cuyo tendón conjunto se inserta en el trocánter menor del fémur pasando a través de la laguna muscular. Por el contrario, el resto de opciones propuestas corresponden a músculos cuyo trayecto se encuentra lejos de la laguna muscular. El músculo **pectíneo** (opción a) se inserta en la rama horizontal del pubis y línea pectínea del fémur. El músculo **sartorio** (opción c) se inserta en la espina ilíaca antero-superior y en la parte supero-interna de la diáfisis tibial (en la pata de ganso superficial). El músculo **tensor de la fascia lata** (opción d) se inserta en la espina ilíaca antero-superior y el tracto iliotibial, hasta el cóndilo lateral de la tibia. El músculo **obturador externo** se inserta en la cara externa de la membrana obturatriz, en la región pelvitrocantérea, y en la fosita digital o trocantérea del fémur.

18. ¿Cuál de los siguientes tendones no es retromaleolar?
   a) Flexor largo de los dedos
   b) Flexor largo del dedo gordo
   c) Peroneo largo
   d) Peroneo corto
   e) Tercer peroneo

Llamamos retromaleolares a las estructuras situadas detrás del maléolo tibial (medial) o del maléolo peroneal (lateral) en la región del tobillo. Las estructuras que pasan por detrás del maléolo tibial (túnel del tarso) son los tendones de los músculos **flexor largo de los dedos** (opción a), **flexor largo del dedo gordo** (opción b) y tibial posterior, junto con el nervio tibial y los vasos tibiales posteriores, para llegar a la planta del pie desde el panorama posterior de la pierna. Las estructuras que pasan por detrás del maléolo peroneal son los tendones de los músculos **peroneo largo** (opción c) y **peroneo corto** (opción d), para pasar del compartimento lateral de la pierna a la planta del pie. De todas las opciones propuestas, el único tendón que no es retromaleolar es la opción **e) tercer peroneo**, que de hecho

Tendón del músculo tercer peroneo o peroneo anterior. Fuente: Elaboración propia por Daniel Sánchez Zuriaga; IG @eldeanato

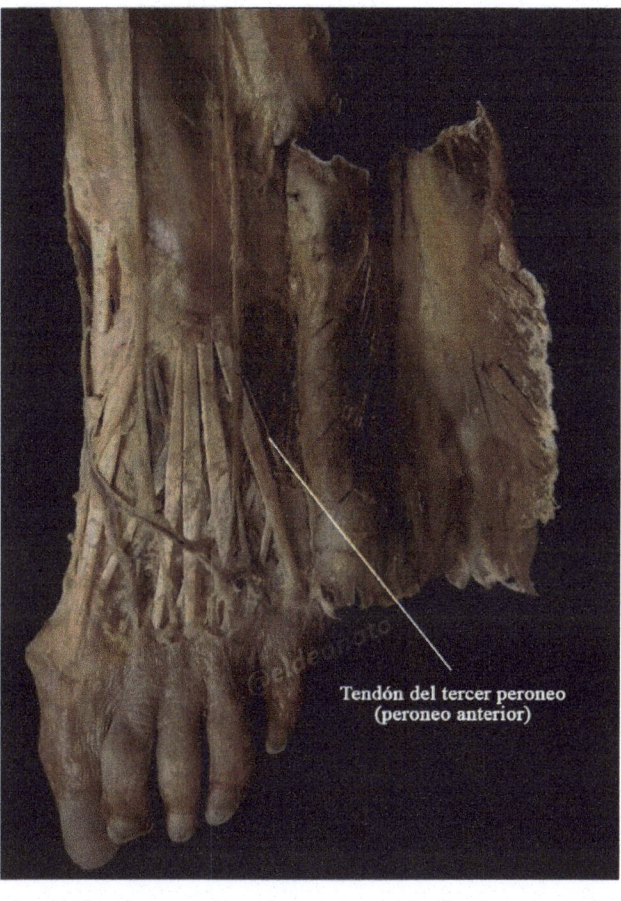

Tendón del tercer peroneo (peroneo anterior)

también se conoce como peroneo anterior, ya que se localiza en la cara anterior de la pierna junto al extensor largo de los dedos, y su tendón pasa hacia el pie por delante del maléolo lateral.

19. ¿Cuál de las siguientes arterias no es rama de la arteria poplítea?
    a) Arteria superior medial de la rodilla
    b) Arteria superior lateral de la rodilla
    c) Arteria descendente de la rodilla
    d) Arteria media de la rodilla
    e) Arteria inferior lateral de la rodilla

La arteria poplítea es uno de los grandes vasos del miembro inferior. Es la continuación de la arteria femoral desde el panorama anterior del muslo, tras el paso de ésta por el conducto de Hunter saliendo por el hiato aductor. Se localiza en el hueco poplíteo, detrás de la articulación de la rodilla. En esta región, proporciona ramas colaterales para irrigar dicha articulación (arterias de la rodilla o geniculares): por encima de los cóndilos femorales da las ramas **arteria superior medial de la rodilla** (opción a) y **arteria superior lateral de la rodilla** (opción b). A la altura de los cóndilos femorales da la **arteria media de la rodilla** (opción d), y a la altura de la meseta tibial, bajo los cóndilos tibiales, da la **arteria inferior lateral de la rodilla** (opción e), la arteria inferior medial de la rodilla y la arteria recurrente tibial. La única rama que no proviene de la arteria poplítea es la opción **c) arteria descendente de la rodilla** o arteria genicular descendente, la cual proviene de la arteria femoral dentro del conducto de Hunter, y cierra el círculo anastomótico de la rodilla uniéndose a las arterias anteriormente mencionadas.

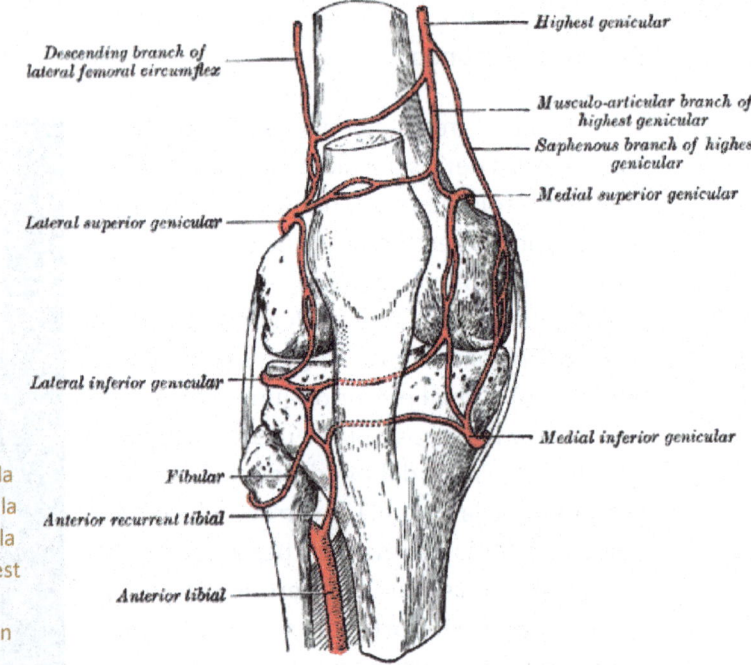

Vista anterior de las ramas de la arteria poplítea para la rodilla (la arteria descendente de la rodilla se denomina en la figura "highest genicular".
Fuente: Anatomy of the Human Body (Henry Gray, 1918)

20. La salida del conducto aductor o de Hunter viene marcada por:
    a) El inicio de la membrana vastoaductora o vastoaproximadora
    b) El borde medial del músculo aductor/aproximador largo
    c) El borde lateral del músculo grácil
    d) El ligamento inguinal
    e) El hiato aductor o aproximador

El conducto aductor o de Hunter corresponde al espacio por el cual la arteria y vena femorales pasan desde el panorama anterior del muslo hasta la fosa poplítea.

La ENTRADA a este conducto se encuentra en el borde superior de la **membrana vastoaductora o vastoaproximadora** (opción a). Su salida se produce a nivel posterior al pasar por el hiato aductor o aproximador (por tanto, la opción correcta es la opción e). Antes de recorrer el conducto de Hunter, los vasos femorales se encuentran en el triángulo femoral o de Scarpa, que está delimitado SUPERIORMENTE por el **ligamento inguinal** (opción d) y MEDIALMENTE por **el borde medial del músculo aductor/aproximador largo** (opción b) o **el borde lateral del músculo grácil** (opción c), pues ambos bordes están en contacto y representan una misma línea.

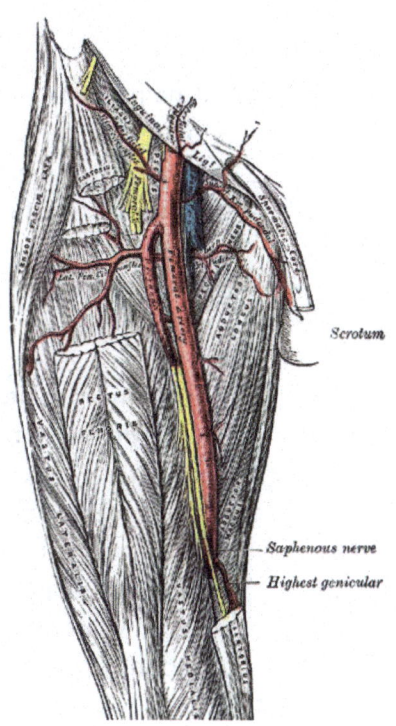

Representación del recorrido de la arteria femoral en su paso por el conducto de Hunter
Fuente: Anatomy of the Human Body (Henry Gray, 1918)

21. El ligamento lacunar o de Gimbernat es límite de:
    a) Únicamente de la laguna muscular
    b) Únicamente de la laguna vascular
    c) Separa las lagunas muscular y vascular
    d) Agujero ciático mayor
    e) Agujero ciático menor

El ligamento lacunar o de Gimbernat se localiza en la región inguinal. Conecta el ligamento inguinal con el ligamento pectíneo, que se localiza sobre el pecten del pubis. Representa el extremo medial de las lagunas crurales, cuando el ligamento inguinal se encuentra con el pubis. Por tanto, es límite medial únicamente de la laguna vascular (opción b), que es la laguna más medial. La **laguna muscular** se localiza superolateralmente, por lo que no está relacionada con el ligamento lacunar, sino con el arco ileopectíneo, el cual **separa las lagunas muscular y vascular**. Los **agujeros ciáticos mayor** (opción d) y **menor** (opción e) son más

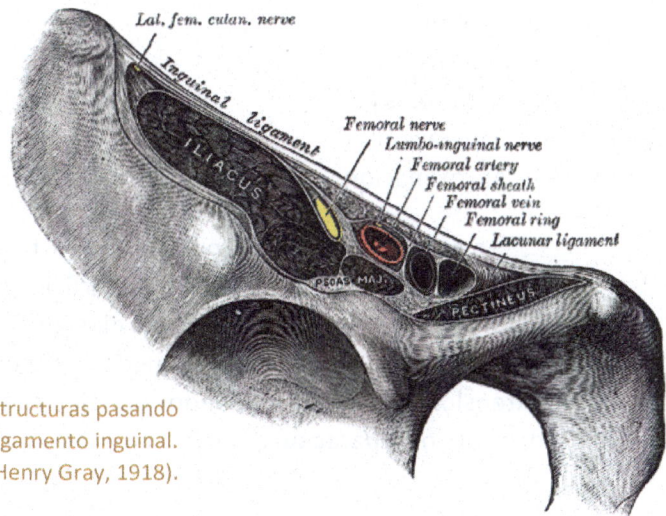

Lagunas vascular y muscular, con sus estructuras pasando por detrás/ debajo del ligamento inguinal.
Fuente: Anatomy of the Human Body (Henry Gray, 1918).

29

posteriores, se encuentran en la región pelvitrocantérea y no están relacionados con las lagunas crurales.

22. Una paciente refiere perdida de la sensibilidad de la cara interna de la pierna hasta el pie. ¿Qué nervio puede encontrarse afectado con mayor probabilidad?
    a) Peroneo superficial
    b) Peroneo profundo
    c) Safeno
    d) Sural medial
    e) Sural lateral

Los nervios **peroneo superficial** (opción a) y **peroneo profundo** (opción b) recogen la sensibilidad de la cara lateral o externa de la pierna y el pie. El nervio safeno (opción c) recoge la sensibilidad de la cara medial o interna de la rodilla, la pierna y parte del pie: por tanto, ésta es la opción correcta. Los **nervios sural medial y lateral** inervan sensitivamente la parte posterior de la pierna.

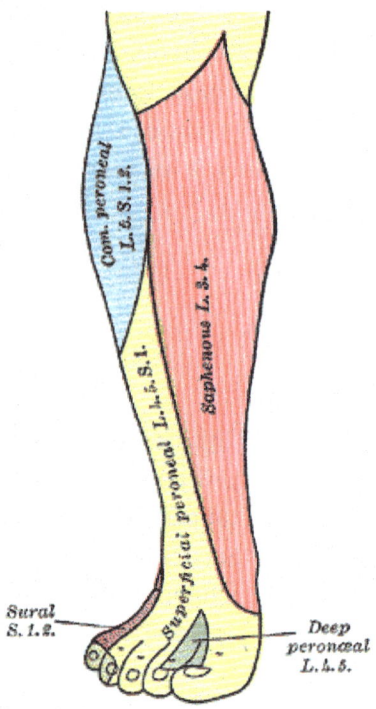

Vista anterior de las zonas de inervación sensitiva de la extremidad inferior derecha. Fuente: Anatomy of the Human Body (Henry Gray, 1918).

23. ¿Cuál de los siguientes movimientos no puede ser ejecutado por la articulación radio-carpiana?
    a) Flexión
    b) Extensión
    c) Rotación axial
    d) Separación
    e) Aproximación

La articulación radiocarpiana es una articulación de tipo condílea, siendo el carpo la estructura convexa y el radio la superficie articular cóncava. Por esta razón, el movimiento se realiza alrededor de dos ejes: el eje transversal y el eje sagital. Alrededor del eje transversal la articulación puede realizar los movimientos de **flexión** (opción a) y **extensión** (opción b). Alrededor del eje sagital puede realizar los movimientos de abducción o **separación** (opción d) y aducción o **aproximación** (opción e). El único movimiento que no puede realizar es la opción **c) Rotación axial**, que se realizaría alrededor del eje longitudinal del radio.

24. El olécranon forma parte de la articulación:
   a) Escápulo-humeral
   b) Cúbito-humeral
   c) Radio-humeral
   d) Radio-cubital proximal
   e) Radio-cubital distal

El olécranon es un accidente anatómico que se encuentra en la extremidad proximal del cúbito. Articula con el húmero en la tróclea humeral: por tanto, la respuesta correcta es la opción **b) cúbito-humeral**. La **articulación escápulo-humeral** o glenohumeral corresponde a la articulación del hombro, entre la cabeza del húmero y la cavidad glenoidea de la escápula. La **articulación radio-humeral** (opción c) se produce a nivel del codo, entre el húmero (capítulo humeral) y el radio (fosa articular de la cabeza del radio). La **articulación radio-cubital proximal** se produce entre ambos huesos del antebrazo, el cúbito y el radio, entre la escotadura radial del cúbito y la cabeza del radio. La **articulación radio-cubital distal** también se produce entre el cúbito y el radio, pero a nivel de la muñeca, entre la cabeza del cúbito y la escotadura cubital del radio.

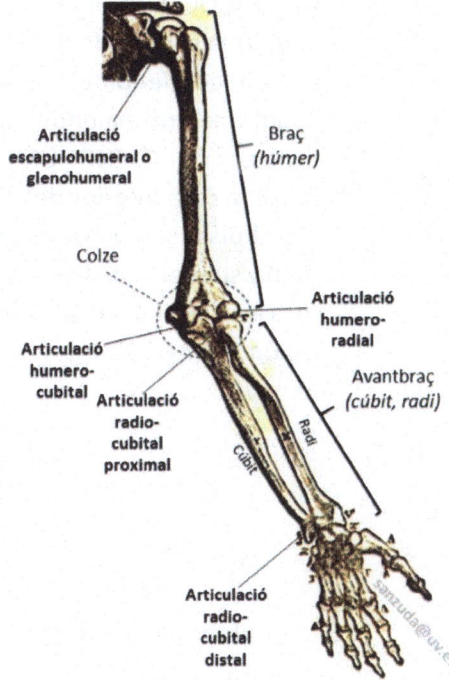

Articulaciones del miembro superior. Fuente: Elaboración propia por Daniel Sánchez Zuriaga, a partir de una ilustración de *De Humani Corporis Fabrica* (Andrés Vesalio, 1543). https://www.uv.es/sanzuda/

25. La articulación escapulotorácica se establece entre:
   a) El manubrio del esternón y la extremidad esternal de la clavícula
   b) El acromion de la escápula y la extremidad acromial de la clavícula
   c) El músculo subescapular y el músculo serrato anterior
   d) La cabeza del húmero y la cavidad glenoidea de la escápula
   e) La cara inferior del fórnix y las bolsas sinoviales subacromial y subdeltoidea

31

La articulación escapulotorácica corresponde con una de las articulaciones del complejo del hombro, pero en este caso se considera una "articulación falsa", ya que no tiene la estructura típica de una articulación anatómica. En este caso, ambas superficies están cubiertas por musculatura y se permiten deslizamientos entre ellas. La cara anterior de la escápula o fosa subescapular está cubierta por el músculo subescapular, y la caja torácica está cubierta por el músculo serrato anterior. Por tanto, la opción correcta es la opción c) El músculo subescapular y el músculo serrato anterior. La opción a) El manubrio del esternón y la extremidad esternal de la clavícula corresponde con la articulación ESTERNOCLAVICULAR. Entre el acromion de la escápula y la extremidad acromial de la clavícula (opción b) se produce la articulación ACROMIOCLAVICULAR. La opción d) la cabeza del húmero y la cavidad glenoidea de la escápula se corresponde con la articulación GLENOHUMERAL. Entre la cara inferior del fórnix y las bolsas sinoviales subacromial y subdeltoidea se produce otra articulación falsa, la articulación SUBACROMIAL.

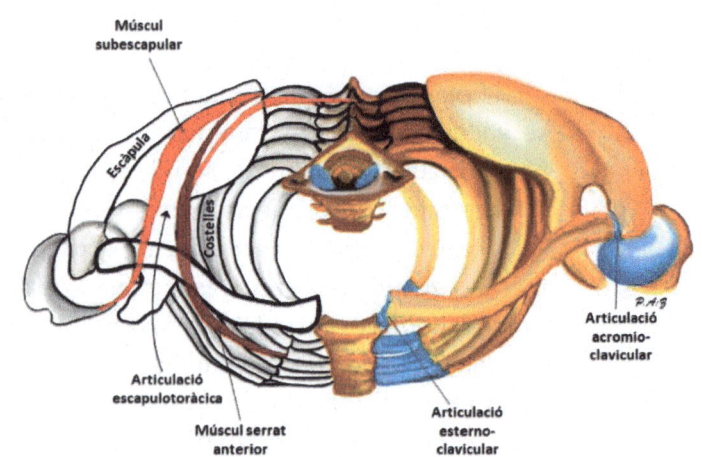

Articulación escapulotorácica, visión superior.
Fuente: Elaboración propia por Pilar Alberola Zorrilla. https://www.uv.es/sanzuda/

26. Las fibras de T1 forman parte del nervio:
a) Axilar
b) Musculocutáneo
c) Mediano
d) Cubital
e) c y d son correctas

En el plexo braquial es importante tener clara la composición de fibras de cada nervio terminal, después de todas las divisiones y cruces de las ramas del plexo. En general, los nervios más laterales corresponden, por razones de topografía, a las raíces más craneales del plexo:

- El nervio **musculocutáneo** está formado por fibras que vienen de las raíces C5 y C6.
- El nervio **axilar** también está formado por fibras de las raíces C5 y C6.
- El nervio radial está formado por fibras de las raíces C5, C6, C7 y C8. Algunos autores también añaden T1: en cualquier caso, el nervio radial no está entre las opciones de respuesta.
- El nervio **mediano** es a la inversa, está formado por fibras de las raíces C6, C7, C8 y T1, y algunos autores también añaden C5.
- El nervio **cubital** está formado por fibras de las raíces C8 y T1, con algunos autores añadiendo C7.

Por tanto, entre las posibles respuestas los dos nervios que tienen fibras de T1 son el nervio mediano y el nervio cubital. La opción correcta es la opción **e) c y d son correctas**.

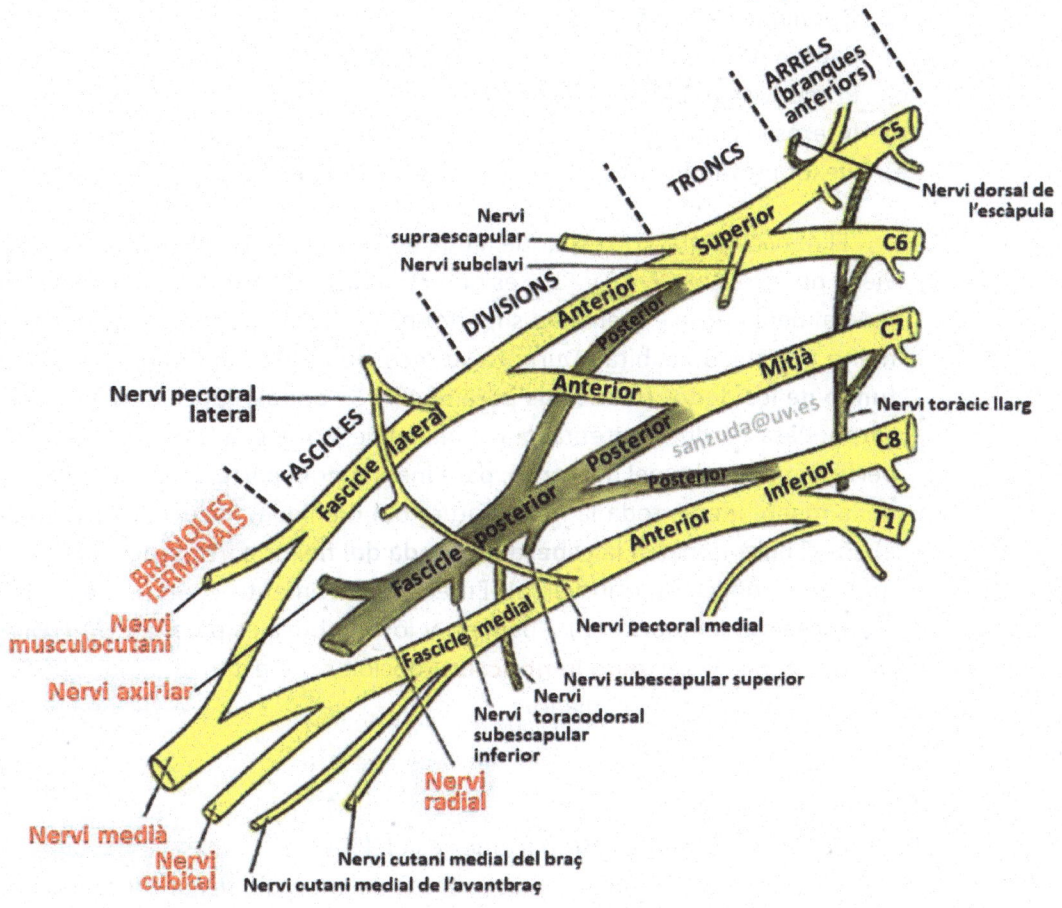

Plexo braquial. Fuente: Fuente: Elaboración propia por Daniel Sánchez Zuriaga, a partir de una ilustración de Anatomy of the Human Body (Henry Gray, 1918). https://www.uv.es/sanzuda/

27. ¿Qué dedo de la mano tiene dos interóseos dorsales?
    a) El segundo
    b) El tercero
    c) El cuarto
    d) El quinto
    e) Ninguno de los anteriores

La musculatura interósea tiene la función de flexionar las articulaciones metacarpofalángicas y extender las interfalángicas, consiguiendo la forma de "mano en visera". Los músculos interóseos también movilizan los dedos alrededor del eje de la mano: los interóseos dorsales separan los dedos del eje central de la mano, mientras que los interóseos palmares los aproximan a él. El eje de la mano se localiza sobre el **tercer dedo** (opción b), por lo que durante los movimientos de separación y aproximación permanece inmóvil. Para permanecer inmóvil, necesita de dos interóseos, que son dorsales, uno a cada lado, que se contraen al mismo tiempo y lo inmovilizan.

28. De los músculos nombrados a continuación, ¿cuál NO está inervado por el nervio cubital?
    a) Oponente del meñique
    b) Cabeza profunda del flexor corto del pulgar
    c) Primer y segundo lumbricales
    d) Interóseos dorsales
    e) Flexor profundo de los dedos, fascículos para el 4º y 5º dedos

El nervio cubital corresponde a una de las ramas terminales del plexo braquial. Proviene de las raíces C7, C8 y T1, y es rama terminal del fascículo medial del plexo. Discurre medialmente en la extremidad superior hasta llegar a la cara anterior del antebrazo y la mano por el lado cubital. Durante su recorrido por el antebrazo, inerva el **flexor profundo de los dedos (fascículos para el 4º y 5º dedos)** (opción e) y el flexor cubital del carpo. Pasa desde el antebrazo a la palma de la mano a través del canal de Guyon, superficialmente al túnel del carpo, para inervar gran parte de la musculatura de la palma de la mano. Inerva toda la musculatura del meñique, incluyendo el **oponente** (opción a). En el pulgar, inerva **la cabeza profunda del flexor corto** (opción b) y el aproximador (porciones oblicua y transversa). En el compartimento central, inerva la **musculatura interósea dorsal** (opción d) y palmar, y los lumbricales para el CUARTO Y QUINTO DEDOS. El primer y segundo lumbricales (opción c) no están inervados por el nervio cubital, sino por el nervio mediano.

29. ¿Cuál de las siguientes afirmaciones es CIERTA?
    a) El nervio cubital pasa entre las cabezas del músculo flexor profundo de los dedos.
    b) El nervio cubital pasa por el túnel del tarso.
    c) El nervio mediano pasa por el canal de Guyon.
    d) El nervio mediano pasa entre las cabezas del músculo pronador cuadrado.
    e) El nervio mediano pasa entre las cabezas del músculo flexor superficial de los dedos.

En este caso la opción a) **El nervio cubital pasa entre las cabezas del músculo flexor profundo de los dedos** es FALSA, ya que este nervio por dónde realmente pasa es entre las dos inserciones proximales del flexor cubital del carpo. La opción b) **El nervio cubital pasa por el túnel del tarso** es FALSA. El túnel del tarso se encuentra en la extremidad inferior. Podría dar lugar a confusión con el túnel del carpo, pero en cualquier caso por este túnel pasa el nervio mediano, no el cubital. El nervio cubital pasa por el canal de Guyon, más superficial al túnel del carpo, sobre el ligamento transverso del carpo. La opción c) **El nervio mediano pasa por el canal de Guyon** es FALSA, como hemos justificado anteriormente, ya que es el nervio cubital el que pasa por el canal de Guyon. La opción d) **El nervio mediano pasa entre las cabezas del músculo pronador cuadrado** es FALSA. El músculo pronador cuadrado se encuentra en la articulación radiocubital distal a nivel de la muñeca. El nervio mediano por dónde sí pasa es entre las dos cabezas del músculo pronador REDONDO (cabeza humeral y cabeza cubital), a nivel de la articulación radiocubital proximal, y entre las cabezas humerocubital y radial del músculo flexor superficial de los dedos, a nivel del codo. Por tanto, la opción correcta es la opción e) El nervio mediano pasa entre las cabezas del músculo flexor superficial de los dedos.

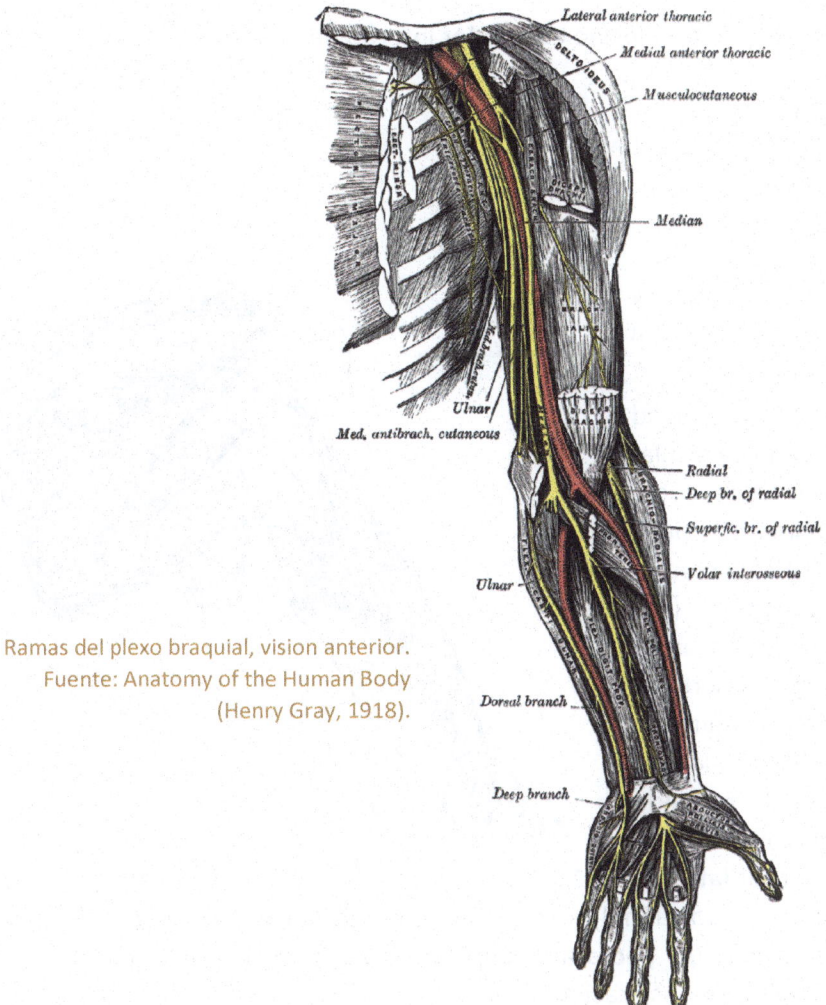

Lateral anterior thoracic

Medial anterior thoracic

Musculocutaneous

Median

Ulnar

Med. antibrach. cutaneous

Radial

Deep br. of radial

Superfic. br. of radial

Volar interosseous

Ulnar

Dorsal branch

Deep branch

Ramas del plexo braquial, vision anterior.
Fuente: Anatomy of the Human Body
(Henry Gray, 1918).

30. Respecto a los músculos inervados por el nervio musculocutáneo, es FALSO que:

a) El músculo coracobraquial es flexor del codo.

b) El músculo coracobraquial está atravesado por el nervio musculocutáneo.

c) El músculo braquial se inserta en la tuberosidad del cúbito.

d) La cabeza corta del bíceps braquial se origina en la apófisis coracoides de la escápula.

e) La inserción distal del bíceps forma la aponeurosis bicipital o lacertus fibrosus.

La opción **a) El músculo coracobraquial es flexor del codo** es INCORRECTA, porque este músculo se extiende entre la apófisis coracoides de la escápula y el cuerpo del húmero, y por tanto produce aproximación y flexión del hombro, no del codo. Es correcta la opción **b) El músculo coracobraquial es atravesado por el nervio musculocutáneo**, lo que se produce con frecuencia sobre el tercio proximal del brazo. También son correctas la opción **c) El músculo braquial se inserta en la tuberosidad del cúbito**, la opción d) **La cabeza corta del bíceps braquial se origina en la apófisis coracoides de la escápula**, y la opción e) **La inserción distal del bíceps forma la aponeurosis bicipital o *lacertus fibrosus***, pues esa es su inserción más amplia y superficial sobre la región proximal del antebrazo.

31. ¿Cuál de los siguientes músculos no es rotador interno del hombro?
a) Subescapular
b) Redondo mayor
c) Redondo menor
d) Latísimo del dorso
e) Pectoral mayor

Los músculos que tienen la función de rotar internamente el hombro se encuentran en la región proximal de la extremidad superior, y movilizan la articulación glenohumeral sobre el eje longitudinal del húmero hacia el tronco (es decir, medialmente). El músculo **subescapular** (opción a) proviene de la cara anterior de la escápula y se inserta en el tubérculo menor humeral, siendo un potente rotador interno del húmero. El **redondo mayor** (opción b) también es rotador interno: junto al **latísimo**

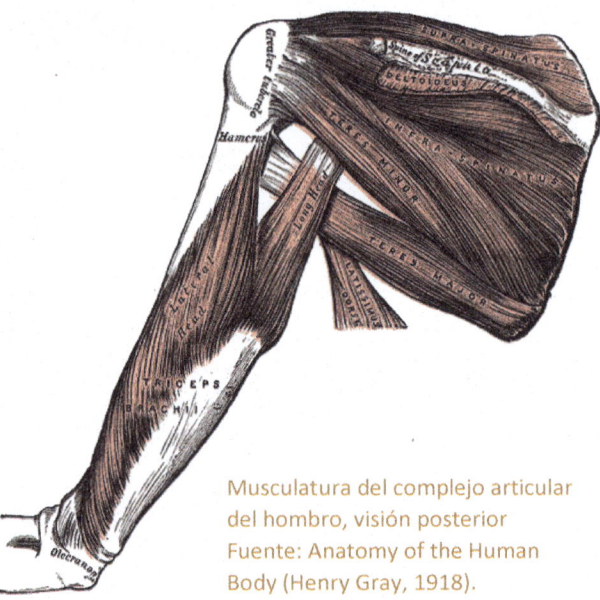

Musculatura del complejo articular del hombro, visión posterior
Fuente: Anatomy of the Human Body (Henry Gray, 1918).

del dorso o dorsal ancho (opción d) rotan el húmero internamente y además lo aproximan y extienden. El músculo **pectoral mayor** (opción e) aproxima el húmero, lo rota internamente y asiste en la inspiración. El único músculo que no lleva a cabo una rotación interna entre los propuestos es el músculo redondo menor (opción e), que es rotador EXTERNO del hombro.

32. La epicondilitis lateral o codo de tenista es una tendinitis que afecta a la musculatura del sistema neuromuscular del nervio:
a) Cubital
b) Mediano
c) Radial
d) Musculocutáneo
e) Axilar

La epicondilitis lateral o codo de tenista se traduce como dolor en la región del epicóndilo lateral del húmero, lugar de inserción de la musculatura extensora del carpo y supinadora del antebrazo. La opción CORRECTA es la opción c) radial, pues el nervio radial inerva la musculatura extensora del carpo, de los dedos y supinadora del antebrazo, y además pasa cerca del epicóndilo lateral del húmero. El nervio **cubital** y el nervio **mediano** (opciones a y b) inervan la musculatura flexora del carpo y de los dedos en la región anterior del antebrazo, que se inserta en la epitróclea o epicóndilo MEDIAL. El nervio **musculocutáneo** (opción d) inerva la musculatura del "abrazamiento" (músculos coracobraquial, braquial y bíceps braquial), que realizan flexión de hombro y codo. El nervio **axilar** (opción e) inerva los músculos redondo menor y deltoides, musculatura proximal de la región de la articulación glenohumeral, por lo que tampoco se relaciona con la epicondilalgia lateral del codo.

33. Una lesión completa del nervio supraescapular afectará a:
    a) La separación del brazo
    b) La retroversión o extensión del brazo
    c) La elevación de la escápula
    d) La basculación del ángulo inferior de la escápula
    e) La rotación interna del brazo

El nervio supraescapular inerva los músculos supraespinoso e infraespinoso. El músculo supraespinoso tiene como función principal SEPARAR el hombro, junto con la porción intermedia del músculo deltoides, inervado por el axilar. La opción correcta es la opción a) **La separación del brazo**. **La retroversión o extensión del brazo** (opción b) no es una función propia de los músculos supraespinoso e infraespinoso, sino de la musculatura posterior del brazo (redondo mayor) y extrínseca de la espalda (dorsal ancho). **La elevación de la escápula** (opción c) es una acción también de la musculatura extrínseca de la espalda: trapecio (nervio accesorio) y elevador de la escápula (nervio dorsal de la escápula). **La basculación del ángulo inferior de la escápula** (opción d) se lleva a cabo principalmente por el serrato anterior (nervio torácico largo). **La rotación interna del brazo** (opción e) es llevada a cabo por otros músculos que también pertenecen a la musculatura del hombro, como el pectoral mayor (inervado por los nervios pectorales) y el redondo mayor (inervado por el nervio subescapular).

34. La arteria humeral profunda o braquial profunda:
    a) Es rama de la arteria axilar.
    b) Pasa por el cuadrilátero humerotricipital o espacio axilar lateral.
    c) Es satélite del nervio radial.
    d) Se anastomosa con la arteria recurrente cubital anterior.
    e) Se anastomosa con la arteria recurrente cubital posterior.

La arteria humeral profunda o braquial profunda se separa de la arteria braquial o humeral en el tercio proximal de la diáfisis humeral, y discurre muy próxima al húmero por el surco del nervio radial. Por tanto, la opción correcta es la c) **Es satélite del nervio radial**. Como hemos justificado anteriormente, la **opción a) Es rama de la arteria axilar** es falsa, ya que es rama de la arteria braquial o humeral, que es a su vez continuación de la arteria axilar. La arteria humeral o braquial NO pasa por **el cuadrilátero humerotricipital o espacio axilar lateral** (opción b), pues por él pasa la arteria circunfleja humeral posterior junto con el nervio axilar. La arteria humeral profunda o braquial profunda pasa junto con el nervio radial por la hendidura tricipital o triángulo humerotricipital, que está debajo del cuadrilátero humerotricipital o espacio axilar lateral. **Las arterias que se anastomosan con las arterias recurrentes cubitales anterior y posterior** (opciones d y e) son las arterias colaterales cubitales, que no son ni continuación de la arteria braquial profunda ni ramas de ella, sino ramas directas de la arteria humeral o braquial.

35. ¿Por cuál de los siguientes espacios topográficos discurren exclusivamente elementos vasculares?
    a) Por el triángulo humerotricipital o hendidura tricipital
    b) Por el cuadrilátero humerotricipital o espacio axilar lateral
    c) Por el triángulo omotricipital o espacio axilar medial
    d) Por el canal de Guyon
    e) Por el borde medial de la fosa cubital

Todos los espacios propuestos en las opciones corresponden con espacios topográficos del miembro superior. Mientras que los tres primeros corresponden con espacios topográficos de la región escapular, las dos últimas opciones se corresponden con la muñeca (opción d) y el codo (opción e). Analizaremos el contenido de cada uno de ellos.

Por **el triángulo humerotricipital o hendidura tricipital** pasan hacia el surco del nervio radial del húmero la arteria humeral o braquial profunda y el nervio radial. Por **el cuadrilátero humerotricipital o espacio axilar lateral** discurren la arteria circunfleja humeral posterior y el nervio axilar, dando la vuelta al cuello quirúrgico del húmero. Por el triángulo omotricipital o espacio axilar medial discurre únicamente el paquete vascular de la arteria circunfleja de la escápula, por tanto, ésta es la opción correcta. **El canal de Guyon** se localiza en la muñeca y por él pasan el nervio y la arteria cubitales desde el antebrazo hasta la palma de la mano. En **la fosa cubital o fosa del codo** podemos encontrar superficialmente la vena mediana del codo y los nervios cutáneos del antebrazo, y más en profundidad el nervio mediano y la bifurcación de la arteria braquial o humeral en cubital y radial.

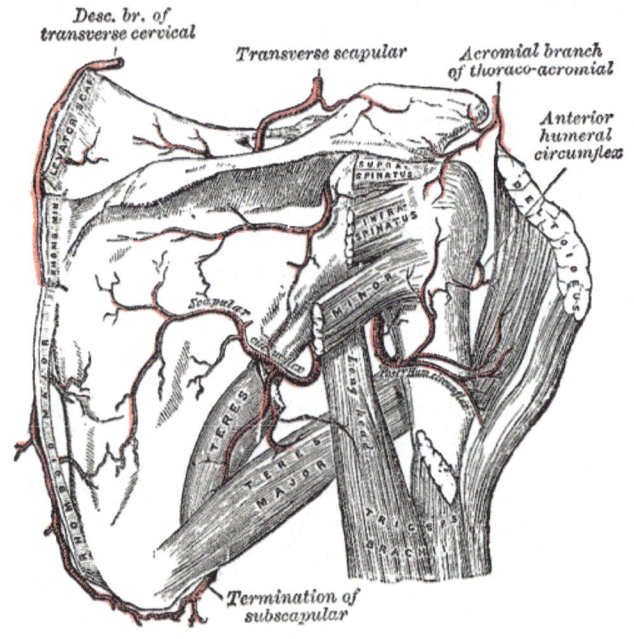

Espacios topográficos de la región posterior del hombro.
Fuente: Anatomy of the Human Body (Henry Gray, 1918).

36. ¿Qué hueso de los siguientes sospecharemos que puede estar fracturado si tras una caída observamos tumefacción o abultamiento en la tabaquera anatómica o fosa radial?
    a) El hueso semilunar
    b) El hueso escafoides
    c) El hueso pisiforme
    d) El hueso ganchoso
    e) El hueso piramidal

La tabaquera anatómica o fosa radial la encontramos a nivel de la articulación de la muñeca, entre los tendones de los músculos extensores largo y corto del pulgar. En profundidad, alcanzaremos a palpar el hueso más radial de la primera fila del carpo. Este hueso es **el escafoides** (opción b), la opción correcta, que se fractura con cierta frecuencia en caídas con apoyo directo de las manos en extensión, provocando como signo indirecto de dicha fractura tumefacción o abultamiento en la tabaquera anatómica o fosa radial. El **pisiforme, piramidal** y **ganchoso** se encuentran en el lado cubital del carpo, el lado opuesto a la localización de la tabaquera anatómica. El **semilunar** se encuentra entre el piramidal y el escafoides, fuera del área de la tabaquera anatómica.

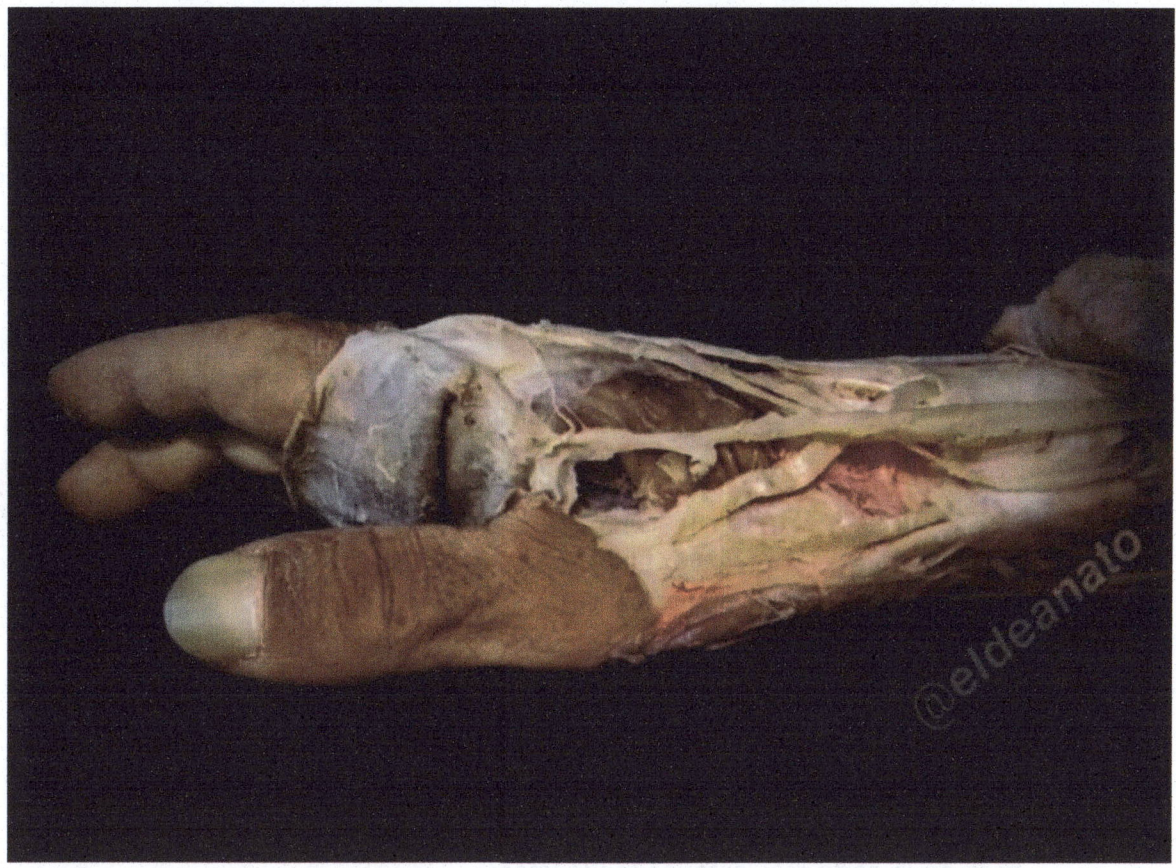

Disección de la tabaquera anatómica. Elaboración propia por Daniel Sánchez Zuriaga. Fuente: IG @eldeanato

37. ¿Cuál de los siguientes nervios cutáneos del miembro superior se incorpora al nervio musculocutáneo?
    a) El nervio cutáneo braquial medial
    b) El nervio cutáneo braquial posterior
    c) El nervio cutáneo braquial lateral superior
    d) El nervio cutáneo antebraquial lateral
    e) El nervio cutáneo antebraquial medial

El nervio cutáneo braquial medial (opción a) y **el nervio cutáneo antebraquial medial** (opción e) son ambos ramas colaterales del plexo braquial, concretamente del fascículo medial del plexo. **El nervio cutáneo braquial posterior** (opción b) es rama del nervio radial, y **el nervio cutáneo braquial lateral superior** (opción c) es rama del nervio axilar. La opción correcta es la opción **d) nervio cutáneo antebraquial lateral**, que se incorpora al nervio musculocutáneo a su paso bajo el músculo bíceps braquial, recogiendo la sensibilidad de la cara anterolateral del antebrazo.

38. Si efectuamos una punción pleural por la parte más anterior del espacio intercostal, ¿cuál de los siguientes músculos atravesaríamos?
   a) Sólo el músculo intercostal externo
   b) Sólo el músculo intercostal interno
   c) Sólo el músculo intercostal íntimo
   d) Sólo los músculos intercostales interno e íntimo
   e) Los 3 músculos intercostales

   La musculatura intercostal tapiza los espacios entre las costillas, insertándose entre la costilla superior e inferior a lo largo del espacio intercostal. No obstante, ninguno de los tres músculos intercostales se extiende a lo largo de todo el espacio intercostal, ni los tres están presentes en su parte más anterior (podemos descartar la opción **e) Los 3 músculos intercostales**). El músculo **intercostal externo** (opción a) se extiende desde la tuberosidad de la costilla, muy cerca de la vértebra, hasta la unión costocondral (parte cartilaginosa de la costilla), continuándose hacia el esternón como membrana intercostal externa. Por el contrario, los músculos **intercostales interno e íntimo** van desde el ángulo costal al borde externo del esternón, continuándose por detrás, entre el ángulo costal y la vértebra, como membrana intercostal interna. Por tanto, en la porción media del espacio intercostal tendríamos los tres músculos intercostales, pero en la parte más anterior tendríamos sólo los músculos intercostales interno e íntimo (opción d), que sería por tanto la respuesta correcta.

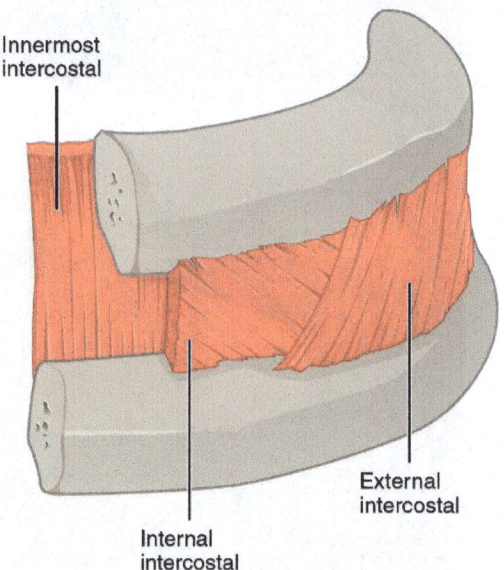

Musculatura intercostal. Fuente: Wikipedia. Atribución: CFCF - Own work, CC BY-SA 4.0, https://commons.wikimedia.org/w/index.php?curid=44308826

39. ¿Sobre qué nivel se proyecta el hiato esofágico del diafragma?
   a) T8
   b) T9
   c) T10
   d) T11
   e) T12

El diafragma tiene tres orificios o hiatos principales. El hiato para la vena cava inferior se localiza en el centro tendinoso, a nivel de **T8** (opción a). El hiato aórtico es el que se proyecta más inferiormente de los tres, y por él pasan la aorta y el conducto torácico, a nivel del cuerpo vertebral de **T12** (opción e). El hiato esofágico se proyecta entre ambos, y por él pasan el esófago y los troncos vagales anterior y posterior a nivel de **T10** (opción c), que sería la opción correcta.

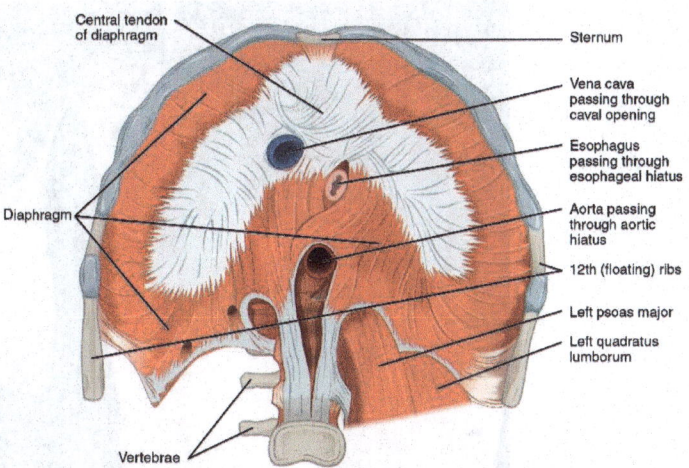

Hiatos diafragmáticos, visión inferior.
Fuente: Wikipedia. Atribución: OpenStax - https://cnx.org/contents/FPtK1zmh@8.25:fEI3C8Ot@10/Preface , CC BY 4.0, https://commons.wikimedia.org/w/index.php?curid=30131686

40. ¿Cuál de los siguientes músculos tiene una función de flexión sagital del tronco más marcada cuando se contrae unilateralmente?
a) Oblicuo externo
b) Oblicuo interno
c) Transverso del abdomen
d) Recto del abdomen
e) a y b son ciertas

Las fibras del músculo **oblicuo externo** (opción a) van de arriba abajo y de fuera hacia dentro, por lo que una contracción unilateral genera una rotación contralateral del tronco. El músculo **oblicuo interno** (opción b) se orienta de arriba abajo y de dentro hacia fuera, por lo que una contracción unilateral de sus fibras rota el tronco ipsilateralmente. El músculo **transverso del abdomen** (opción c) es el más profundo, sus fibras tienen una dirección horizontal/ transversal, y su contracción está más relacionada con la estabilidad del tronco y el incremento de la presión abdominal. En cualquier caso, la contracción unilateral de sus fibras no puede provocar una flexión sagital. La opción correcta es la opción **d) Recto del abdomen**, ya que se localiza muy próximo a la línea media y sus fibras tienen una orientación estrictamente vertical. Su contracción, ya sea unilateral o bilateral, provoca flexión del tronco hacia delante, mantenida en el plano sagital, al acercar las inserciones del músculo (sínfisis del pubis a la apófisis xifoides del esternón).

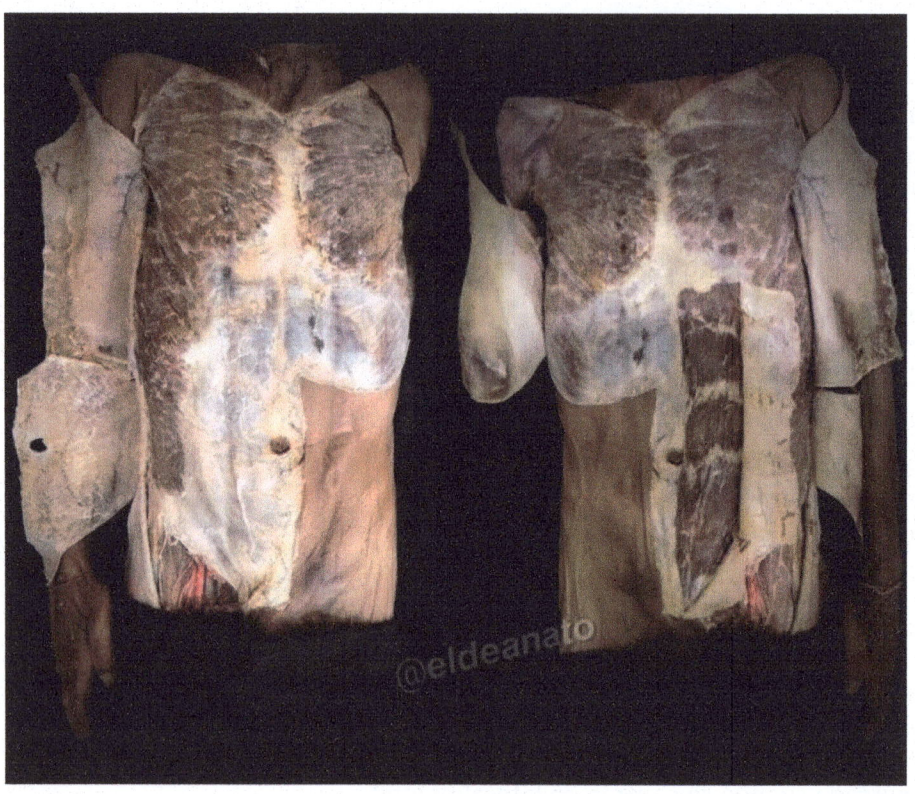

Disección de la pared abdominal. Elaboración propia por Daniel Sánchez Zuriaga. Fuente: IG @eldeanato

@eldeanato

41. ¿Qué límite del anillo inguinal profundo está formado por los vasos epigástricos inferiores?
   a) Límite medial
   b) Límite superior
   c) Límite inferior
   d) Límite lateral
   e) Límites inferior y lateral

El anillo inguinal profundo es la entrada al conducto inguinal desde el interior de la cavidad abdominal. Su salida es el anillo inguinal superficial, formado por una dehiscencia de la aponeurosis del oblicuo externo. Los límites del anillo inguinal profundo son: **superiormente** (también **lateralmente**), fibras arqueadas del transverso del abdomen y oblicuo interno, formando el tendón conjunto (opciones b y d); **inferior y lateralmente** el ligamento inguinal (opciones c, d y e), y por último su **límite medial** (opción a) está formado por los vasos epigástricos inferiores, siendo pues ésta la opción correcta.

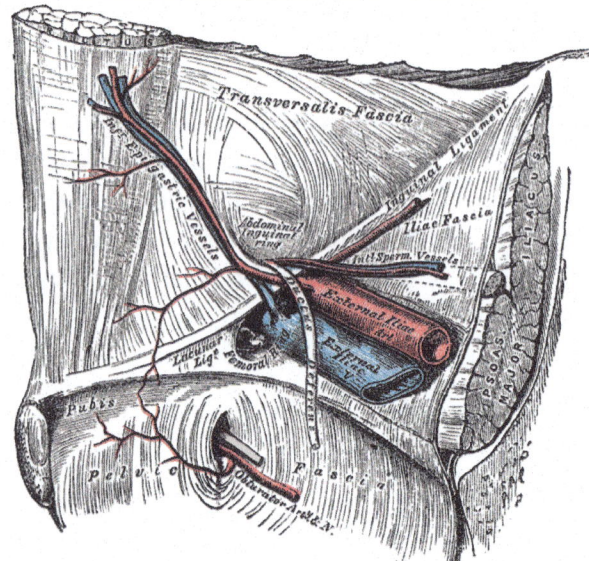

Anillo inguinal profundo, visto desde el interior del abdomen (marcado como 'Abdominal inguinal ring'). Fuente: Anatomy of the Human Body (Henry Gray, 1918).

42. ¿Cuál de las siguientes relaciones es FALSA?
   a) Par craneal I – lámina cribosa
   b) Par craneal II – agujero óptico
   c) V₂ – agujero oval
   d) Par craneal X - agujero yugular
   e) Par craneal VII – agujero estilomastoideo

Los emparejamientos que se plantean en esta pregunta hacen referencia a un nervio correspondiente a un par craneal y al agujero del cráneo por el cual pasa desde el interior del endocráneo al exterior, o viceversa (contenido – agujero). De todas las opciones, la opción FALSA es la opción **c) V₂ – agujero oval**. La segunda rama del par craneal V o trigémino (V₂) corresponde con el nervio maxilar, que se forma en la fosa pterigopalatina, y pasa al endocráneo por el AGUJERO REDONDO, no por el agujero oval.

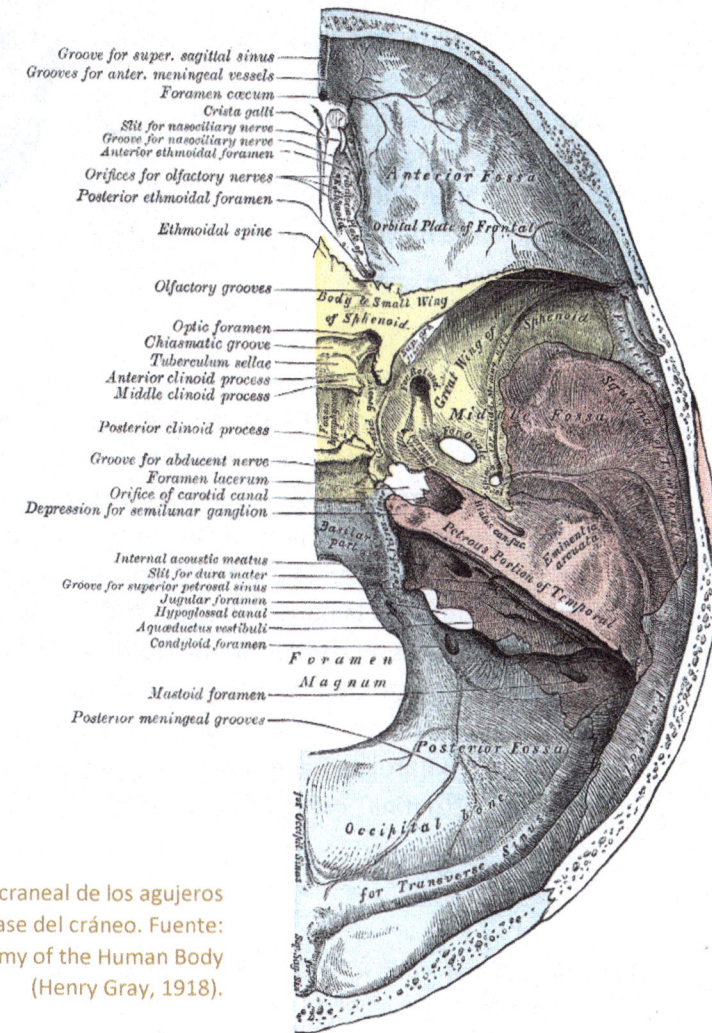

Vista endocraneal de los agujeros de la base del cráneo. Fuente: Anatomy of the Human Body (Henry Gray, 1918).

43. La fosa craneal media se comunica con la fosa pterigopalatina a través de:
   a) El agujero redondo o redondo mayor
   b) La fisura orbitaria inferior
   c) El agujero esfenopalatino
   d) El conducto pterigoideo o vidiano
   e) El conducto palatovaginal

La fosa craneal media se delimita anteriormente por las alas menores del esfenoides y el yugo esfenoidal, y posteriormente por el borde superior del peñasco y el dorso de la silla turca. La fosa pterigopalatina se encuentra inferior a la fosa craneal media, bajo el ala mayor del esfenoides.

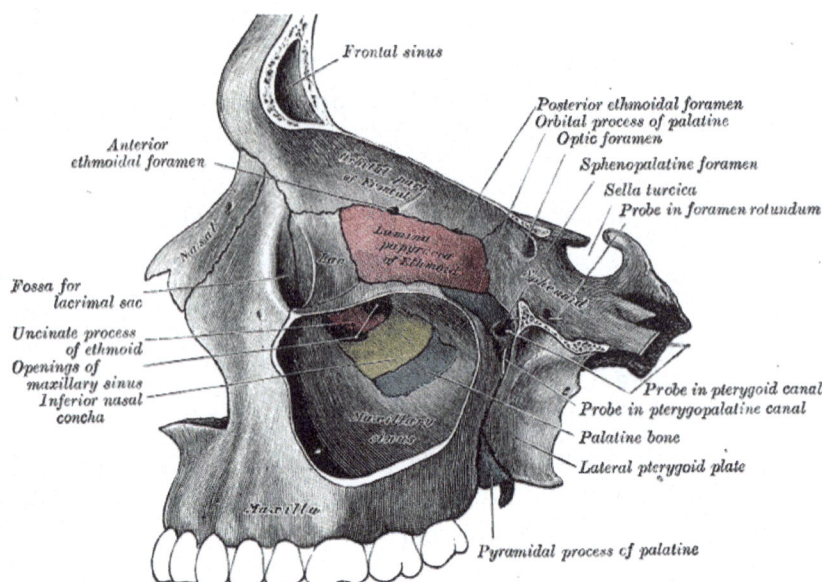

Vista lateral de la fosa pterigopalatina, órbita y seno maxilar izquierdos. Fuente: Anatomy of the Human Body (Henry Gray, 1918).

Entre todas las respuestas, la opción correcta es la opción **a) El agujero redondo o redondo mayor**, que comunica la fosa craneal media con la fosa pterigopalatina, y a través del cual la segunda rama del trigémino (V_2, maxilar) entra al endocráneo. **La fisura orbitaria inferior** (opción b), aunque igual que el agujero redondo se encuentra en la pared superior de la fosa pterigopalatina, comunica ésta con la órbita. **El agujero esfenopalatino** (opción c) se encuentra al fondo de la fosa, en la parte superior de la lámina perpendicular del palatino, y se abre a las fosas nasales. **El conducto pterigoideo o vidiano** (opción d) se encuentra en la pared posterior, anterior a la apófisis pterigoides. Este conducto es extracraneal, va de la fosa pterigopalatina a la fosa infratemporal, cruzando la base de la apófisis pterigoides. **El conducto palatovaginal** (opción e) también se encuentra en la pared posterior de la fosa pterigopalatina, y se abre hacia la nasofaringe.

44. ¿De qué pared de la órbita forma parte la lámina papirácea del etmoides?
    a) Superior
    b) Inferior
    c) Anterior (apertura orbitaria)
    d) Lateral
    e) Medial

La cavidad orbitaria se representa como una pirámide cuadrangular con cuatro paredes, una base y un vértice. La base o **límite anterior** (opción c) se corresponde con la apertura orbitaria. La apertura orbitaria está delimitada superiormente por el margen supraorbitario del hueso frontal, lateralmente por la apófisis frontal del cigomático y la apófisis cigomática del frontal, inferiormente por el borde infraorbitario (huesos cigomático y maxilar) y medialmente por el hueso frontal y la cresta lacrimal de la apófisis frontal del maxilar.

La pared **superior** (opción a) está formada principalmente por el hueso frontal. La pared **inferior** o suelo (opción b) está formada sobre todo por el hueso maxilar y el cigomático. La pared **lateral** (opción d) está formada por el ala mayor del esfenoides y el hueso cigomático. La pared **medial (opción e)**, finalmente, está formada (de anterior a posterior) por la apófisis frontal del maxilar, el hueso lacrimal, la LÁMINA PAPIRÁCEA u ORBITARIA DEL ETMOIDES y parte del hueso esfenoides. Ésta sería, por tanto, la opción correcta.

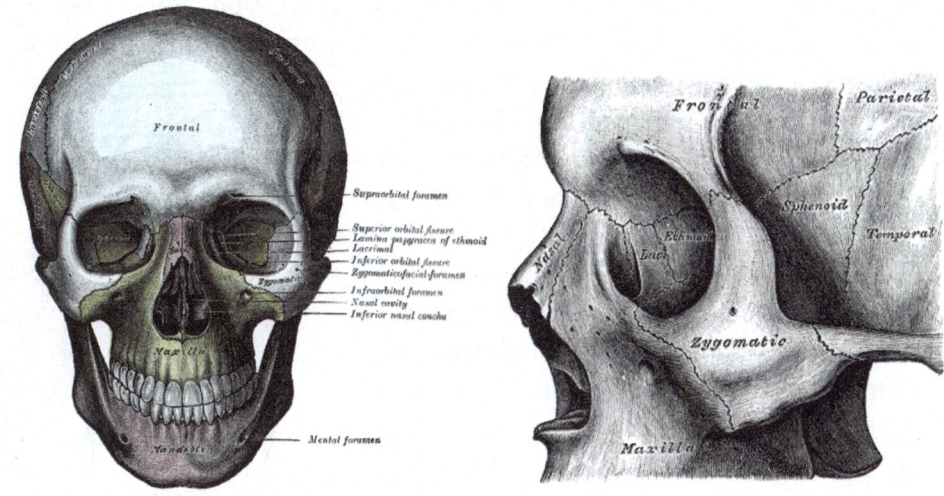

Imagen de la órbita, visión frontal y lateral. Fuente: Anatomy of the Human Body (Henry Gray, 1918).

45. La língula o espina de Spix se relaciona con el agujero:
a) Espinoso
b) Yugular
c) Magno
d) Mentoniano
e) Mandibular

La língula o espina de Spix se encuentra en la cara interna de la rama de la mandíbula, limitando el **agujero mandibular** medialmente. Por tanto, la opción correcta es la opción **e) Mandibular**. El agujero **espinoso** (opción a) o agujero redondo menor se sitúa en la base del cráneo, posterior al agujero oval. El foramen **yugular** (opción b) se sitúa tras el conducto carotídeo, y está formado anteriormente por la porción petrosa del hueso temporal y posteriormente por el hueso occipital. El **foramen magno** o agujero occipital (opción c) se sitúa en el hueso occipital, y es la salida de la médula espinal. El foramen **mentoniano** (opción d) se sitúa en la parte anterior del cuerpo de la mandíbula.

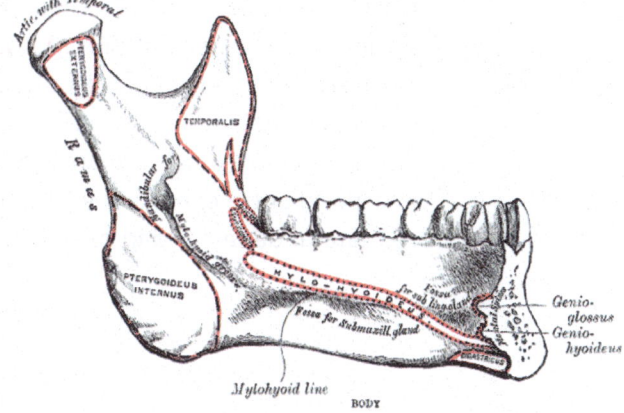

Visión interna de la mandíbula. Fuente: Anatomy of the Human Body (Henry Gray, 1918).

46. ¿Cuál de los siguientes músculos NO eleva la mandíbula?
a) Músculo masetero
b) Músculo temporal
c) Músculo pterigoideo medial
d) Músculo pterigoideo lateral
e) Todos elevan la mandíbula

El **músculo masetero** (opción a), es uno de los principales elevadores de la mandíbula, y secundariamente también lleva a cabo su rotación lateral y retrusión (con sus fibras profundas). El **músculo temporal** (opción b) es junto con el masetero otro importante elevador de la mandíbula, además de contribuir a la retrusión mandibular con sus fibras más posteriores. El **músculo pterigoideo medial**, cuando se contrae bilateralmente, también eleva la mandíbula. La opción correcta es el músculo pterigoideo lateral (opción d), cuya función principal es la PROTRUSIÓN mandibular, y secundariamente contribuye cuando se contrae unilateralmente a su rotación lateral. No tiene, sin embargo, funciones de elevación de la mandíbula.

Pterigoideo lateral (externo) y pterigoideo medial (interno).
Fuente: Anatomy of the Human Body (Henry Gray, 1918).

47. ¿Cuál de los siguientes músculos se inserta en el rafe pterigomandibular?
a) Cigomático mayor
b) Cigomático menor
c) Pterigoideo medial
d) Pterigoideo lateral
e) Buccinador

El rafe pterigomandibular es una banda tendinosa que discurre desde el gancho pterigoideo de la lámina medial de la apófisis pterigoides (en el hueso esfenoides) hasta la línea milohioidea de la mandíbula. Está formado entre la inserción del buccinador por delante y la inserción del constrictor superior de la faringe por detrás. Por tanto, la opción correcta es la opción **e) Buccinador**, músculo que se inserta en los procesos alveolares del maxilar y la mandíbula, por delante en el modiolo de la comisura labial y posteriormente en el rafe pterigomandibular, para cerrar el espacio entre el maxilar y la mandíbula y formar la pared lateral de la cavidad oral. Los **músculos cigomáticos**

Rafe pterigomandibular (marcado en la imagen como "ligamento"), entre el constrictor superior de la faringe (posterior) y el buccinador (anterior). Fuente: Anatomy of the Human Body (Henry Gray, 1918).

mayor y menor (opciones a y b) se insertan sobre el hueso cigomático hasta los labios (modiolo de la comisura labial y labio superior, respectivamente), por lo que quedan alejados del rafe pterigomandibular. Los **músculos pterigoideos medial y lateral** (opciones c y d) se insertan profundos a esta región: el músculo pterigoideo medial se inserta en la apófisis pterigoides y en la cara medial del ángulo de la mandíbula; y el músculo pterigoideo lateral se inserta en el ala mayor del esfenoides (porción superior o esfenoidea) y en la lámina lateral de la apófisis pterigoides (porción inferior o pterigoidea).

48. ¿Cuál de los siguientes músculos NO está inervado por el nervio facial?
    a) Vientre posterior del músculo digástrico
    b) Músculo buccinador
    c) Músculo milohioideo
    d) Músculo estilohioideo
    e) Músculo platisma

El nervio facial corresponde al par craneal VII, que controla la musculatura de la expresión facial y la sensibilidad especial visceral del gusto de los dos tercios anteriores de la lengua y el paladar blando, además de converger en él fibras parasimpáticas para diversos ganglios de la región cefálica. Sale al exocráneo por el foramen estilomastoideo, tras la glándula parótida, dentro de la cual se divide en cinco ramas: temporal, cigomática, bucal, marginal de la mandíbula y cervical. Después de emerger por el agujero estilomastoideo pero antes de entrar en la parótida, el nervio facial proporciona ramas para inervar el **vientre posterior del músculo digástrico** (opción a), al **músculo estilohioideo** (opción d), los músculos auriculares y el vientre occipital del músculo occipitofrontal. La rama temporal inerva los músculos de la

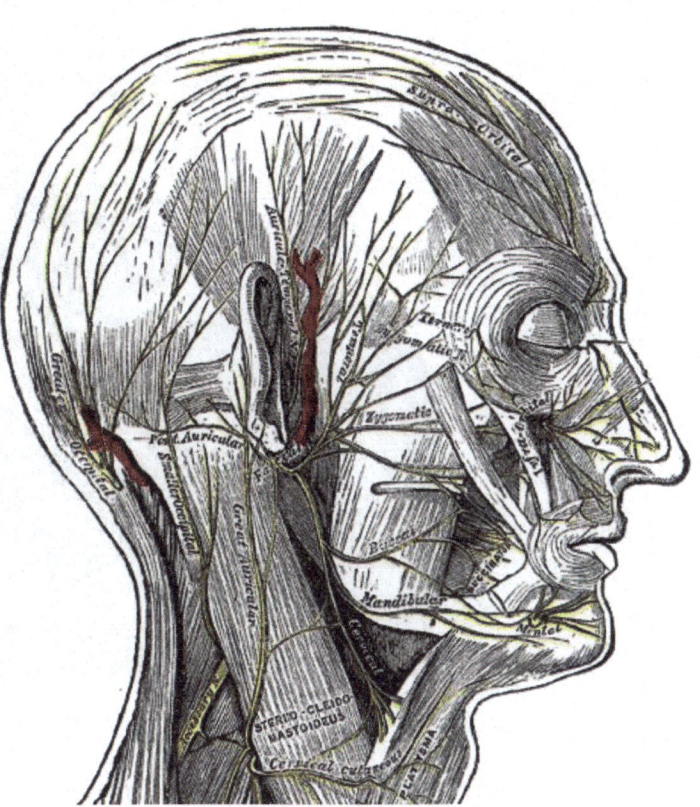

Ramas del nervio facial. Fuente: Anatomy of the Human Body (Henry Gray, 1918).

región frontal y orbicular de la cara, la rama bucal inerva entre otros el **músculo buccinador** (opción b) y la rama cervical inerva el **músculo platisma** (opción e). Por consiguiente, el único músculo de los propuestos no inervado por el nervio facial es el músculo milohioideo (opción c), que está inervado por el nervio MANDIBULAR (tercera rama del trigémino, V_3), concretamente por el nervio del milohioideo, rama motora del nervio alveolar inferior.

49. ¿Cuál de las siguientes estructuras no es posterior al músculo escaleno anterior?
   a) Raíces del plexo braquial
   b) Nervio frénico
   c) Músculo trapecio
   d) Músculo escaleno medio
   e) Arteria subclavia

Los músculos escalenos se sitúan en la región lateral del cuello. De anterior a posterior, son los músculos escaleno anterior, medio y posterior. El **músculo escaleno medio** (opción d) queda posterior al escaleno anterior. Entre los músculos escalenos anterior y medio queda un espacio (el hiato escalénico) por el cual pasan una serie de estructuras: **las raíces del plexo braquial** (opción a) y la **arteria subclavia** (opción e), que quedan por tanto también posteriores al escaleno anterior. El **músculo trapecio** es mucho más posterior en el cuello, y de ninguna manera puede ser considerado anterior al escaleno anterior. La respuesta correcta es la opción b) nervio frénico, que pasa por delante del escaleno anterior, pegado a su superficie anterior.

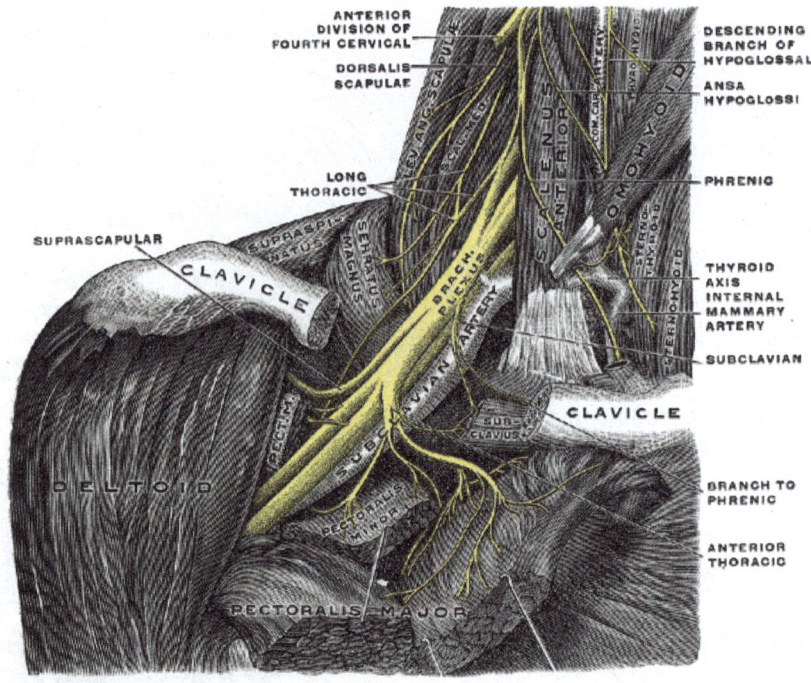

Relaciones del músculo escaleno anterior. Fuente: Anatomy of the Human Body (Henry Gray, 1918).

50. El punto de Erb se encuentra a nivel del borde posterior del músculo:
   a) Trapecio
   b) Esternocleidomastoideo
   c) Omohioideo
   d) Escaleno anterior
   e) Escaleno medio

El punto de Erb es la región donde emergen las ramas superficiales sensitivas del plexo cervical (nervios occipital menor, auricular mayor, transverso del cuello y supraclaviculares) por debajo y por detrás del borde posterior del músculo

esternocleidomastoideo (opción b), que es la opción correcta. Los **músculos escalenos**

anterior (opción d) **y medio** (opción e) se encuentran en la región lateral del cuello, más profundos respecto del esternocleidomastoideo que el punto de Erb. El músculo **trapecio** (opción a) se encuentra más posterior. El músculo **omohioideo** forma parte de los músculos infrahioideos, y queda en el plano anterior y superficial del cuello, por lo que tampoco se utiliza para definir el punto de Erb, que se encuentra más lateral y posterior.

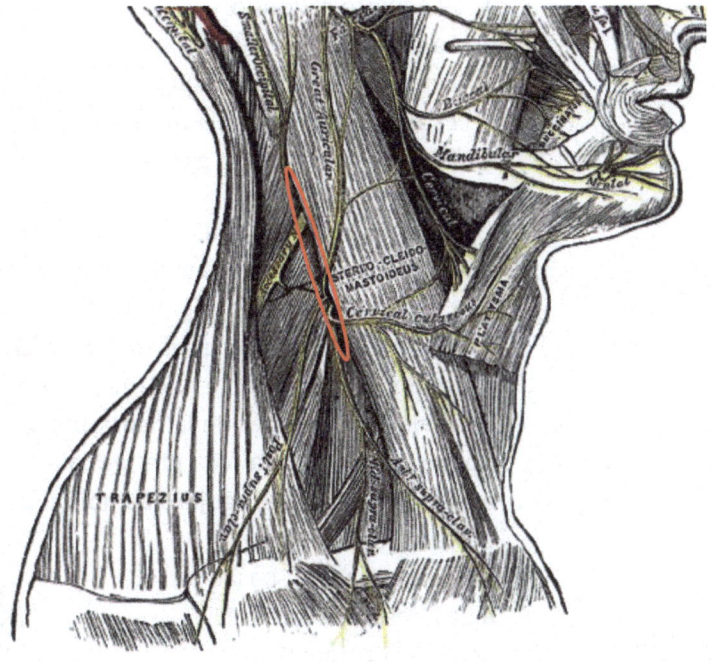

Punto de Erb (en rojo), detrás del músculo esternocleidomastoideo. Fuente: Anatomy of the Human Body (Henry Gray, 1918).

51. ¿Cuál de los siguientes nervios sensitivos se incorpora a la segunda rama del trigémino o nervio maxilar?
    a) Nervio cigomático
    b) Nervio lingual
    c) Nervio alveolar inferior
    d) Nervio auriculotemporal
    e) Nervio bucal

El nervio trigémino es el V par craneal. Su segunda rama, el nervio maxilar (V$_2$), proporciona sensibilidad a la piel de la sien y el pómulo a través del **nervio cigomático** (opción a), que sería la opción correcta. El resto de opciones, los **nervios lingual, alveolar inferior, auriculotemporal** y **bucal** pertenecen al nervio mandibular (V$_3$), tercera rama del trigémino.

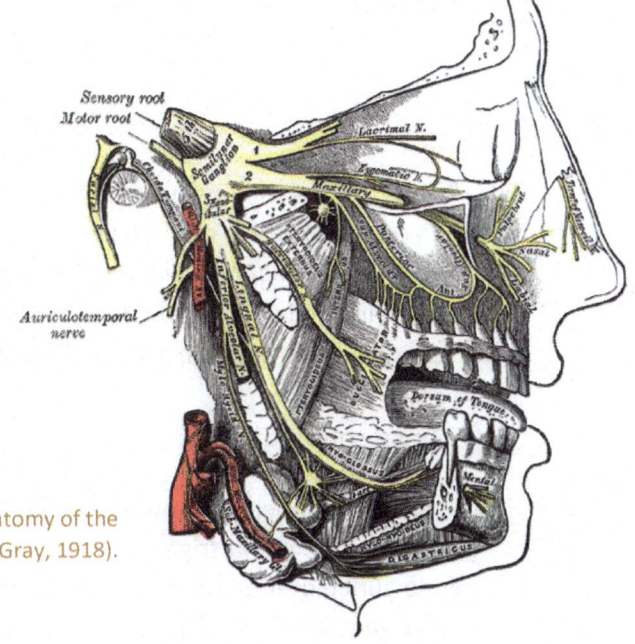

Nervio trigémino. Fuente: Anatomy of the Human Body (Henry Gray, 1918).

52. Las principales ramas nasales del nervio maxilar llegan a las fosas nasales a través de:
    a) El agujero redondo
    b) La fisura pterigomaxilar
    c) El agujero esfenopalatino
    d) El agujero etmoideo anterior
    e) El agujero etmoideo posterior

La mayoría de ramas nasales del nervio maxilar provienen del nervio NASOPALA-TINO, y recorren e inervan el tabique nasal hasta el conducto incisivo, por donde pasan a la parte más anterior del paladar duro. Este nervio llega a las fosas nasales desde la fosa pterigopalatina a través del agujero esfenopalatino (opción c). A través del **agujero redondo** (opción a) el nervio maxilar emerge a la fosa craneal media desde la fosa pterigopalatina. A través de la **fisura pterigomaxilar** el nervio alveolar o dentario superior posterior entra en la fosa pterigopalatina y se une al nervio maxilar. El nervio etmoidal anterior atraviesa el **agujero etmoidal anterior** (opción d) para llegar a las celdas etmoi-dales y, desde la cavidad endocraneal, pasar a las fosas nasales. **El agujero etmoidal posterior** (opción e) es recorrido por el nervio etmoidal posterior, que como el nervio etmoidal anterior, es rama del nervio nasal o naso-ciliar (rama de la primera división del trigémino, nervio oftálmico, V_1, y no del nervio maxilar, V_2).

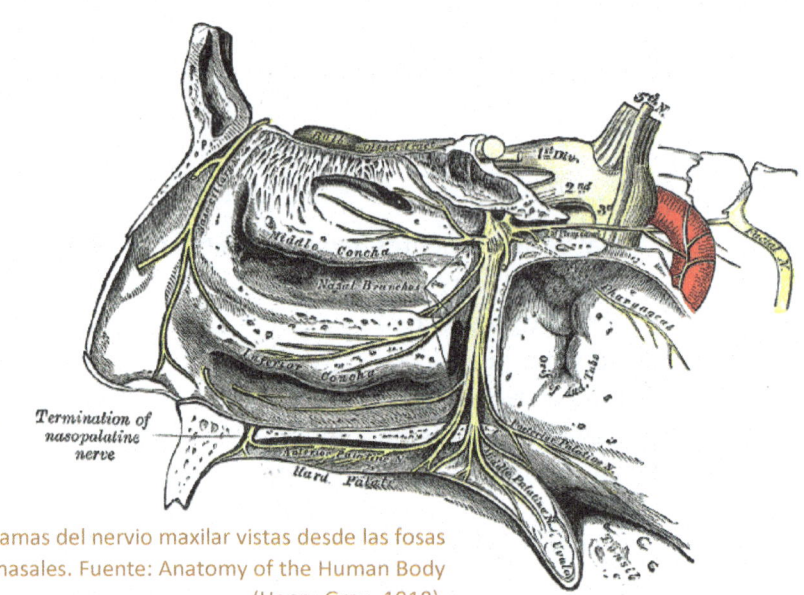

Ramas del nervio maxilar vistas desde las fosas nasales. Fuente: Anatomy of the Human Body (Henry Gray, 1918).

53. Respecto al nervio auriculotemporal, es FALSO que:
    a) Es rama del nervio mandibular.
    b) Forma un ojal para la arteria meníngea media.
    c) Participa en la inervación de la articulación temporomandibular.
    d) Se introduce en el cráneo por el agujero espinoso, junto con la arteria meníngea media.
    e) Todas son verdaderas.

El nervio auriculotemporal **es rama del nervio mandibular** (opción a), a su vez tercera rama del nervio trigémino (V_3). Cerca de su separación del nervio mandibular, el nervio auriculotemporal se divide en dos raíces, que **forman un ojal para la arteria meníngea media** (opción b), y después convergen de nuevo en un solo nervio. Inerva el conducto y pabellón auditivos, además de **participar en la inervación de la articulación temporomandibular** (opción c) y la piel de la región temporal. La única opción FALSA es la opción **d) Se introduce en el cráneo por el agujero espinoso, junto con la arteria meníngea media**, pues esto corresponde al nervio meníngeo recurrente (también rama del nervio mandibular).

54. ¿Cuál de las siguientes es rama de la arteria maxilar en la fosa pterigopalatina?
    a) Infraorbitaria
    b) Palatina ascendente
    c) Maseterina
    d) Temporal superficial
    e) Alveolar inferior

La arteria maxilar se origina a partir de la bifurcación de la carótida externa detrás del cuello de la mandíbula. Distinguimos en ella tres porciones: la mandibular (a nivel del cuello de la mandíbula), la pterigoidea (en la fosa infratemporal, relacionada con los músculos pterigoideos) y la pterigopalatina (en la fosa pterigopalatina). Las ramas de la PORCIÓN MANDIBULAR son las arterias auricular profunda, timpánica anterior, meníngea media y dentaria o **alveolar inferior** (opción e). Las ramas de la PORCIÓN PTERIGOIDEA corresponden a ramas musculares para los músculos masticadores, y la arteria bucal. En esta segunda porción encontramos la **arteria maseterina** (opción c), que irriga al músculo masetero. Las ramas de la PORCIÓN PTERIGOPALATINA son las arterias alveolar o dentaria superior posterior, **infraorbitaria** (opción a, que sería la respuesta correcta), palatina mayor o DESCENDENTE, faríngea, vidiana o del conducto pterigoideo y esfenopalatina. La **arteria palatina ascendente** (opción b) es rama de la ARTERIA FACIAL. La **arteria temporal superficial** (opción d) es la otra rama (además de la arteria maxilar) de la bifurcación final de la arteria carótida externa.

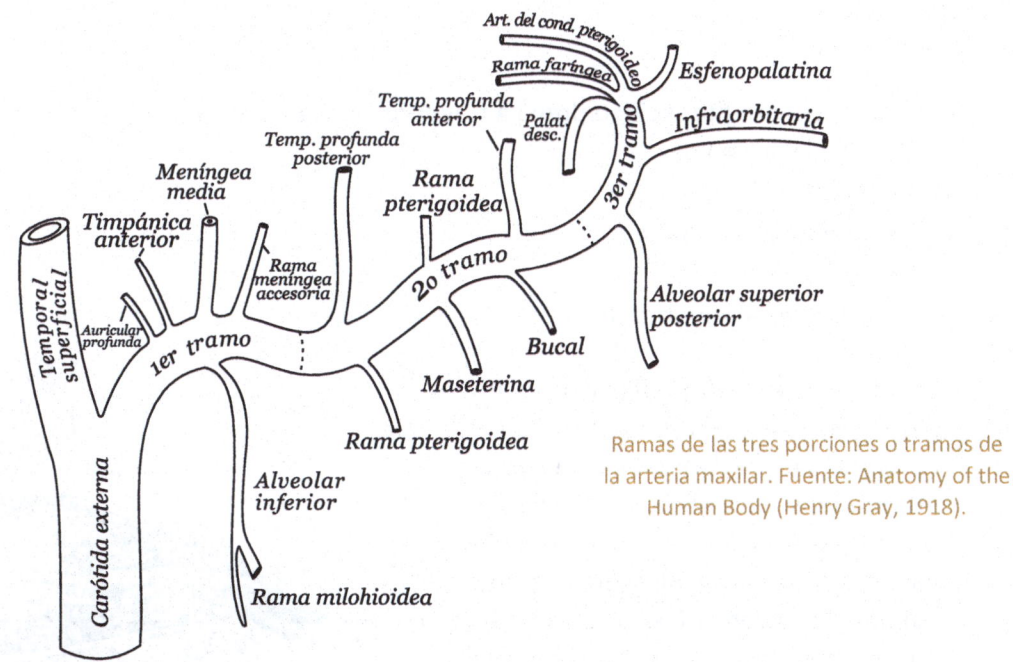

Ramas de las tres porciones o tramos de la arteria maxilar. Fuente: Anatomy of the Human Body (Henry Gray, 1918).

55. La primera rama que emite la arteria carótida externa después de separarse de la carótida común es la arteria:

a) Lingual

b) Facial

c) Tiroidea superior

d) Submentoniana

e) Faríngea ascendente

La opción correcta entre todas las propuestas es la arteria tiroidea superior (opción c), que se origina inmediatamente después del nacimiento de la arteria carótida externa a partir de la bifurcación carotídea.

La **arteria lingual** (opción a) nace también de la carótida externa, entre la arteria tiroidea superior y la **arteria facial** (opción b). La **arteria submentoniana** (opción d) es rama de la arteria facial, y la **arteria faríngea ascendente** (opción e) se origina de la carótida externa inmediatamente después de la arteria tiroidea superior.

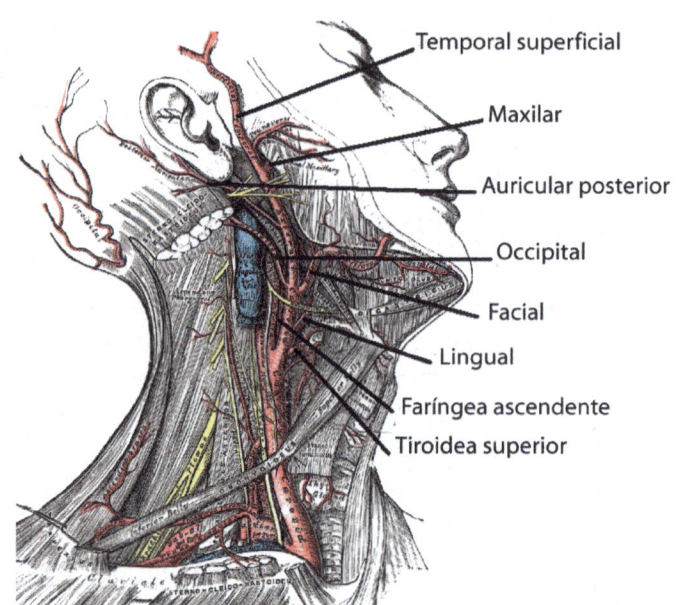

Temporal superficial

Maxilar

Auricular posterior

Occipital

Facial

Lingual

Faríngea ascendente

Tiroidea superior

Ramas de la arteria carótida externa.
Fuente: Anatomy of the Human Body
(Henry Gray, 1918).

56. El plexo venoso pterigoideo drena a través de las siguientes venas, excepto:

a) Vena facial profunda

b) Venas oftálmicas

c) Venas emisarias al seno cavernoso

d) Vena maxilar

e) Vena temporal superficial

El plexo venoso pterigoideo es un plexo venoso situado en la fosa infratemporal, en relación con los músculos pterigoideos. Recoge la sangre de las áreas irrigadas por la arteria maxilar. El plexo venoso pterigoideo drena principalmente a la **vena maxilar** (opción d) y en menor medida a la **vena facial profunda** (opción a). Además, tiene anastomosis con **venas emisarias al seno cavernoso** (opción c), a través del cual

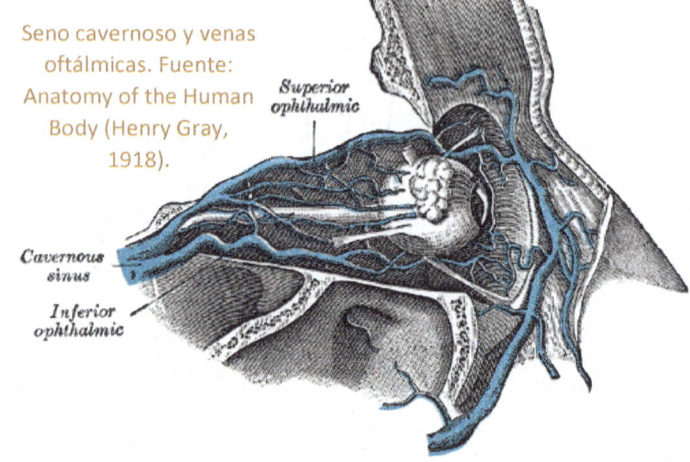

Seno cavernoso y venas oftálmicas. Fuente: Anatomy of the Human Body (Henry Gray, 1918).

Superior ophthalmic

Cavernous sinus

Inferior ophthalmic

intercambia sangre con **las venas oftálmicas** superior e inferior (opción b). La vena temporal superficial (opción e) drena habitualmente, sin relación con el plexo pterigoideo, a través de la vena retromandibular a las venas FACIAL y/o YUGULAR EXTERNA.